SCID-5-CV

DSM-5® 障碍定式临床检查（临床版）

用户指南

〔美〕迈克尔 · B. 弗斯特（Michael B. First）等　编著

费立鹏等　译

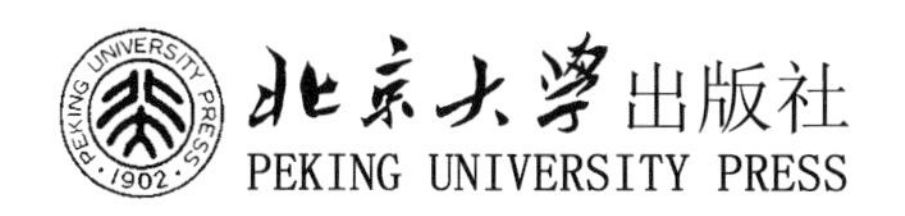

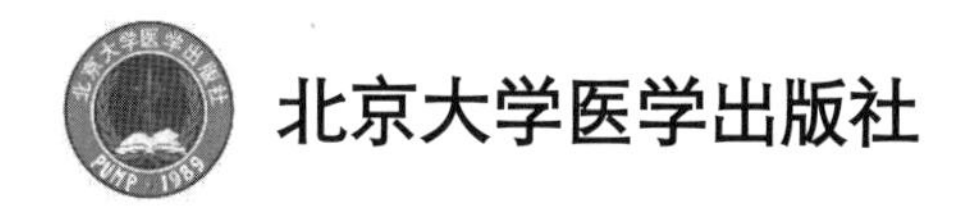

著作权合同登记号　图字: 01-2019-0474

图书在版编目 (CIP) 数据

DSM-5 障碍定式临床检查（临床版）用户指南 /（美）迈克尔 · B. 弗斯特等编著；费立鹏等译. —北京：北京大学出版社，2021.1

ISBN 978-7-301-31373-2

Ⅰ. ①D…　Ⅱ. ①迈… ②费…　Ⅲ. ①精神障碍 – 诊断 – 指南　Ⅳ. ①R749-62

中国版本图书馆 CIP 数据核字 (2020) 第 102560 号

书　　名	DSM-5® 障碍定式临床检查（临床版）用户指南 DSM-5® ZHANG'AI DINGSHI LINCHUANG JIANCHA（LINCHUANG BAN）YONGHU ZHINAN
著作责任者	（美）迈克尔 · B. 弗斯特（Michael B. First）等　编著　费立鹏等　译
策划编辑	姚成龙
责任编辑	巩佳佳
标准书号	ISBN 978-7-301-31373-2
出版发行	北京大学出版社
地　　址	北京市海淀区成府路 205 号　100871
网　　址	http://www/pup.cn　新浪微博: @北京大学出版社
电子信箱	zyjy@pup.cn
电　　话	邮购部 010-62752015　发行部 010-62750672　编辑部 010-62754934
印 刷 者	涿州市星河印刷有限公司
经 销 者	新华书店
	889 毫米×1194 毫米　16 开本　10 印张　291 千字
	2021 年 1 月第 1 版　2023 年 1 月第 2 次印刷
定　　价	60.00 元

英文版原著作者

Michael B. First, M.D.

哥伦比亚大学临床精神医学教授

纽约州精神病学协会临床现象部研究型精神科医师

纽约，纽约州

Janet B. W. Williams, Ph.D.

哥伦比亚大学临床精神卫生社会工作学、精神医学和神经病学荣誉教授（退休）

纽约州立精神卫生研究所生物测量研究系研究型科学家和副主任（退休）

纽约，纽约州

MedAvante 公司全球科学高级副总裁

汉密尔顿，新泽西州

Rhonda S. Karg, Ph.D.

三角洲国际研究所，行为健康和刑事司法研究部，研究型心理学家

达勒姆，北卡罗来纳州

Robert L. Spitzer, M.D.

哥伦比亚大学精神医学荣誉教授（退休）

纽约州立精神卫生研究所生物测量研究系研究型科学家和主任（退休）

纽约，纽约州

中文版工作组

组　长: 费立鹏 (Michael R. Phillips, M.D., M.P.H., M.A.)[1]
副组长: 陈晗晖 (Hanhui Chen, M.D., Ph.D.)[1]
　　　　蔡　冰 (Bing Cai, M.Res.)[1]
初译者: 蒋江灵 (Jiangling Jiang, B.Med.)[1]
　　　　李改智 (Gaizhi Li, M.D.)[1]
　　　　张　灏 (Hao Zhang, Master of Education)[2]
校译者: 王志青 (Zhiqing Wang, B.Med.)[3]
初排版: 王铁红 (Tiehong Wang, B.A.)[1]

[1] 上海交通大学医学院附属精神卫生中心
[2] 上海市第一人民医院
[3] 中国中医科学院广安门医院

中文版前言

英文《DSM-5® 障碍定式临床检查》的临床版（SCID-5-CV）和研究版（SCID-5-RV）是美国精神医学学会根据《精神障碍诊断与统计手册（第五版）》(以下简称“DSM-5 英文版”）制定的一系列工具书，以规范精神障碍诊断的过程，从而提高其信度和效度。临床版包含的临床诊断种类和亚型相对较少，适合在临床实践中应用；研究版则包含了更多的临床诊断种类和亚型，还增加了主要诊断的标注，更适合科学研究使用。两个版本均适宜对精神障碍患者、其他躯体疾病的患者以及社区居民进行诊断。SCID-5-CV 和 SCID-5-RV 的用户应该是熟悉 DSM-5 的人，可以是精神科医师，也可以是心理学工作者、精神科护士、社会工作者或者其他相关专业人员。

为方便中国用户，我们翻译了《DSM-5® 障碍定式临床检查》的两套工具书，第一套包括《DSM-5® 障碍定式临床检查（临床版）访谈手册》(以下简称“访谈手册”）和《DSM-5® 障碍定式临床检查（临床版）用户指南》，第二套包括《DSM-5® 障碍定式临床检查（研究版）访谈手册》和《DSM-5® 障碍定式临床检查（研究版）用户指南》。在美国，每检查一名检查对象，需使用一本 SCID-5-CV 或 SCID-5-RV 检查手册，这会耗费很多纸张，且不方便在评估过程中跳转和记录。为了加强这两套工具书在中国的适用性并节约纸张，我们制定了相应的记录单：《DSM-5® 障碍定式临床检查（临床版）记录单》(以下简称“记录单”）和《DSM-5® 障碍定式临床检查（研究版）记录单》。鉴于中国《SCID-Ⅳ-TR 轴Ⅰ障碍定式临床检查（病人版）》（SCID-Ⅳ）15 年的使用经验，用户常面临条目跳转的困难，为解决这一问题，我们还制定了辅助用户在电脑上进行精神障碍诊断的 SCID-5 电子软件：《DSM-5® 障碍定式临床检查(临床版）电子软件》和《DSM-5® 障碍定式临床检查（研究版）电子软件》。为满足国内临床和研究人员对精神障碍诊断和评估的特定要求，我们在将来计划推出用户自定义的《DSM-5® 障碍定式临床检查（临床试验版）》。

本书为《DSM-5® 障碍定式临床检查（临床版）用户指南》，它不仅可以在临床实践中应用，也可以在其所包含的诊断满足某个研究的特定需求时应用于科学研究。本书使用的精神障碍诊断标准参照《精神障碍诊断与统计手册（第五版）》的翻译文本（北京大学出版社, 2015）(以下简称“DSM-5 中文版”）并做了必要的修订。在访谈手册中，这些诊断标准放在有灰色底纹的中间一栏。

<u>为方便中国的用户，我们在翻译过程中进行了以下调整</u>：

- 因为只有简体中文版有匹配的记录单，所以我们在访谈手册的最右侧增添了许多变量名，以保证在记录单上需要记录的每项内容在访谈手册中都有相应的变量名。
- 根据 SCID-Ⅳ中文版的使用经验，我们在英文版的基础上对访谈手册的结构和格式进行了调整。非酒精物质使用障碍模块（访谈手册第 83—93 页）调整最多，但内容与英文版一致。英文版通过 3 个步骤对于非酒精物质使用障碍进行诊断：首先询问是否使用过列出的 8 类物质；然后对使用过的物质进行筛选以确定是否存在使用障碍的风险；最后对存在风险的物质使用情况加以详细的询问，以确定是否符合该物质使用障碍的标准。若有 1 类物质使用符合诊断标准，则跳至下一模块（不考虑同时存在的其他类型非酒精物质使用障碍）。在访谈手册中，为了符合国内非酒精物质使用的流行状况和精简该模块的检查过程，我们将前两个步骤进行了合并（访谈手册第 83—85 页），并允许对同时存在的 2 类或以上非酒精物质使用障碍进行诊断。

- 对于同一诊断，我们将 SCID-5-CV 与 SCID-5-RV 有些不一致的内容尽可能调整为一致。
- 英文版使用的诊断编码为美国专用的 ICD-10-CM (Clinical Modification)，在访谈手册中，我们将其调整为国际国内通用的 ICD-10 诊断编码。

用户注意事项:

- 使用访谈手册前，使用者应已充分熟悉 DSM-5 中文版的内容；若在不熟悉 DSM-5 中文版内容的情况下使用访谈手册，则难以有效地进行诊断。为方便用户查看，访谈手册在每个障碍的首个诊断标准处给出了 DSM-5 中文版的对应页码。
- 在评估过程中，除非有明确的跳转指导，否则应该遵循继续下一项或下一页的规则。
- 在访谈手册的跳转指导中，"字母数字" 代表变量名 (例如，**G12** 代表 G 模块最右列第 12 个变量)。若跳转指导中只有页码，代表要跳至该页的第一个条目；若既有页码又有变量名，代表要跳至该页中该变量名所对应的条目。
- 为了区别需要朗读和需要阅读的内容，我们在访谈手册 A—J 模块的 3 列中的最左列里对需要朗读的部分使用了**加粗显示**。
- 在访谈手册 A—J 模块中，最左列的括号内的问题是补充问题，若信息已知，则不必询问。
- 在诊断由于其他躯体疾病所致的精神病性障碍时，需区分以妄想或幻觉为主要表现的类型，但访谈手册没有设计记录该信息的专门变量，所以在填写总评分表时应根据访谈获得的信息进行区分。类似地，在诊断由于其他躯体疾病所致的双相及相关障碍和抑郁障碍时，需区分 3 种亚型，但访谈手册没有设计记录该信息的专门变量，所以在填写总评分表时应根据亚型名称后的括号中的定义和访谈获得的信息进行区分。
- SCID-5-CV 仅仅能评估出最近 12 个月的酒精和非酒精物质使用障碍，但不能诊断既往的这些障碍。若用户需要考虑既往物质使用障碍，应使用 SCID-5-RV。
- 在评估非酒精物质使用障碍时，可将所有兴奋剂类物质归在一起进行询问和记录，但在填写总评分表时，则需将兴奋剂类物质区分为 3 个亚类 (苯丙胺类药物、可卡因、其他或未特定兴奋剂)，用户应按照 3 个亚类分别评估其使用的严重程度。若受访者只使用其中 1 个亚类，则可直接记录在总评分表的相应位置；但当受访者使用 2 个或 3 个亚类时，用户需进一步询问各个亚类的使用情况，以便判断其使用的严重程度。
- 在诊断过程中，对 5 类精神障碍 (精神病性障碍、双相及相关障碍、抑郁障碍、焦虑障碍、强迫症) 需要鉴别是原发性障碍还是继发性障碍 (由于其他躯体疾病所致的或者物质/药物所致的精神障碍)。英文版可以检查出所有目前继发性精神障碍，但只能检查出部分既往继发性障碍: ① 如果目前存在原发性的精神障碍，就不会再询问既往的发作，那么，既往存在的继发性障碍就没有被检查出来；② 如果目前没有这些精神障碍，但既往原发性和继发性障碍均存在，若首先询问有关的既往原发性发作，诊断完毕后就会跳走，不会再询问有关既往继发性发作了。中文版为了解决这个问题，无论是否已经做出了该谱系特定障碍的诊断，每个谱系评估的最后都增加了一个条目，询问是否存在尚未诊断的该谱系的典型症状，若有，需重新从头评估这些症状。

- 在 SCID-5-CV 和 SCID-5-RV 所包含的相同障碍中，有些被归纳进了两本访谈手册的不同模块：① 创伤后应激障碍在SCID-5-CV 中被纳入 G 模块（强迫症和创伤后应激障碍），而在 SCID-5-RV 中被纳入 L 模块（创伤及应激相关障碍）；② 成人注意缺陷/多动障碍在 SCID-5-CV 中单独构成 H 模块，而在 SCID-5-RV 中被纳入 K 模块（外化障碍）；③ 适应障碍在 SCID-5-CV 中单独构成 J 模块，而在 SCID-5-RV 中被纳入 L 模块（创伤及应激相关障碍）；④ SCID-5-CV Ⅰ模块（扫描其他目前障碍）扫描问题中的 16 个障碍可在 SCID-5-RV 的不同模块中进行确切诊断。

<u>版权和建议的参考文献格式:</u>

中文参考文献引文格式如下：

迈克尔·B. 弗斯特，等. DSM-5®障碍定式临床检查（临床版）用户指南[M]. 费立鹏，等译. 北京：北京大学出版社, 2020.

英文参考文献引文格式如下：

Phillips M.R. [trans.]. User's Guide for the Adapted Chinese Version of the Structured Clinical Interview for DSM-5 Disorders, Clinician Version, by Michael B. First, Janet B.W. Williams, Rhonda S. Karg, and Robert L. Spitzer. Beijing: Peking University Press, 2020.

2020 年 12 月

从第二次印刷开始，本书做了以下修订工作：

1. 为同时满足临床诊断和流行病学调查的使用需求，将部分“患者”改为“受访者”。
2. 统一使用“其他躯体疾病”，而不再同时使用“其他躯体疾病”和“一般躯体疾病”。
3. 在双相I型障碍、双相II型障碍和抑郁障碍的诊断中，重新使用 DSM-IV 中的心境发作“叠加于”精神病性障碍的概念，即如果心境发作出现于精神病性障碍的病程中，则不能将它们计入心境障碍的诊断，而是将其诊断为未特定心境障碍中的“叠加在精神病性障碍之上的心境障碍的亚型”。具体操作请查看具体诊断的诊断标准解释。
4. 《求医方式评定表》“处理方法”一栏的处理方法编码有整体改动，如果采用该附加量表，请使用新的编码。

目　　录

1. 前言

DSM-5 障碍定式临床检查（SCID-5）是做出 DSM-5 主要诊断（既往的轴 I 诊断）的半定式检查指南。它由熟悉 DSM-5 分类和诊断标准（美国精神医学学会，2013）的临床医生或培训过的其他精神卫生专业人员施测。检查对象可能是精神障碍或其他躯体疾病的患者或者自认为并非有病的个体，如精神疾病社区调查的检查对象或精神病患者的家属。SCID-5 的用语和诊断范畴使其最适合在成人（年满 18 岁）中使用；但将问题的措辞稍加修改的话，它也可用于青少年。一般人应该能理解 SCID-5 的用语。SCID-5 不能用于对那些有严重认知损害、激越或严重精神病性症状的人进行检查。这种情况在概述的前 10 分钟就应该很明了。在这种情况下，SCID-5 可以作为诊断清单和决策树，与通过其他方式获得的诊断信息一并使用。

SCID-5 有多个用途：

- **确保对所有 DSM-5 的主要诊断系统地进行评估**。举例来说，SCID 常作为临床机构患者收治程序的一部分使用，也有助于确保全面的司法诊断评估。
- **筛选研究人群**。举例来说，在一个重性抑郁障碍治疗的疗效研究中，用 SCID-5 可保证所有检查对象都具有符合 DSM-5 重性抑郁障碍标准的症状，而且把在最近 12 个月内有任何物质使用障碍病史的检查对象均排除在外。
- **根据目前或既往的精神病诊断确定研究人群的特征**。举例来说，对某个人群（例如，美国的成年人）精神障碍的患病率和发病率感兴趣的研究人员、执业医生、政策制定者及普通群众，可使用通过 SCID-5 检查收集到的诊断数据。
- **提高精神卫生相关专业学员的检查技巧**。精神卫生相关专业包括精神医学、心理学、精神科社会工作学和精神科护理学。举例来说，SCID-5 能够为学员提供一整套有用的问题，引导受访者提供信息，这些信息将作为诊断标准的判断基础。通过反复使用 SCID-5，学员将熟悉 DSM-5 诊断标准，同时，能将有用的问题整合到自己的检查技巧之中。

有关 SCID-5 英文版的最新信息，包括已有的翻译、计算机辅助版、包含视频和 SCID 知识测验在内的培训材料，以及勘误、修正，请访问 SCID 网站：www.scid5.org。

2. SCID 的历史

1980 年出版的 DSM-Ⅲ颠覆了精神医学的传统，它收纳了几乎所有精神障碍的具体诊断标准（美国精神医学学会, 1980)。在 1980 年之前已经有几套诊断标准，例如, Feighner 标准（Feighner 等, 1972) 和研究诊断标准（RDC; Spitzer 等, 1978)，以及按照这些诊断标准设计的相应定式检查（Endicott 和 Spitzer, 1978; Helzer 等, 1981)。到 1983 年, DSM-Ⅲ诊断标准作为描述研究对象的标准语言而被广为传播。得益于此，人们开始了对作为 DSM-Ⅲ诊断工具的 SCID 的设计工作。SCID 增添了以往工具没有的特征，这些特征有利于其在精神医学研究中的应用，例如，增加的概述部分允许受访者描述目前发作的发展过程，还有模块化的设计使研究者不必考虑与自己研究无关的主要诊断类别。

1983 年，美国国家精神卫生研究所认识到需要一个临床诊断评估程序进行 DSM-Ⅲ的诊断，并发布了制定这类程序计划书的要求。在 SCID 预试验的基础上，美国国家精神卫生研究所发出提案请求进一步开发这一工具。1985 年 4 月，纽约州立精神卫生研究所生物测量研究系获得一笔为期 2 年的经费资助以进行 SCID 的现场测试，并确定它在几个不同的临床和非临床调查人群中的信度（Spitzer 等, 1992; Williams 等, 1992)。在 DSM-Ⅲ修订版(DSM-Ⅲ-R; 美国精神医学学会, 1987）出版后，美国精神医学出版社于 1990 年 5 月发行与 DSM-Ⅲ-R 相应的 SCID (Spitzer 等, 1990a, 1990b)。

1993 年秋天，依据 DSM-Ⅳ（美国精神医学学会, 1994）的 SCID 修订工作开始了。1994 年下半年，一些感兴趣的研究者对修订的草案版本进行了现场测试。针对 DSM-Ⅳ的 SCID 最终版本于 1996 年 2 月出版。之后 SCID 又经历几次修订，最大的一次修订是在 2001 年 2 月，当时 SCID 根据 DSM-Ⅳ修订版（DSM-Ⅳ-TR; 美国精神医学学会, 2000）进行了更新。

2012 年，针对 DSM-5 的 SCID 修订工作开始了。DSM-5 诊断标准集（美国精神医学学会, 2013）的大幅度修改不仅要求 SCID 制定许多新问题，还需对 SCID 的算法进行调整。这也为研究者提供了一个契机去重新审视所有的问题并修订相关措辞，即便在 DSM-5 中诊断标准的条目并没有改变。DSM-5 工作组成员及有经验的 SCID 用户在 2013 年上半年对修订草案进行了审阅，并在 2013 年年末开始进行 SCID-5 的现场测试。针对 DSM-5 的 SCID 最终版本于 2014 年 11 月提交美国精神医学出版社出版。

3. SCID 的版本

SCID 最初被设计成一个单独的文档，以便研究者和临床医生都可以使用。这就使得 SCID 既要足够详细，以满足科研界的需求；又要做到足够的用户友好，以便临床医生在使用时能提高他们诊断评估的信度和效度。这种目标的二重性最终给研究者们带来了麻烦，因为要防止 SCID 过于烦琐，许多潜在有用的诊断信息（例如，大多数的亚型）被排除在了 DSM-Ⅲ-R 版的 SCID 之外。然而，许多临床医生仍然认为 SCID 的细节总量使其过于冗长复杂。此外，人们还可以明显地看到，对于用 SCID 来确定潜在检查对象的健康状况是否符合特定研究计划的入组/排除标准的临床试验来说，标准研究版本包含了大量临床试验并不需要的信息。因此，出现了专门针对临床试验入组/排除标准的 SCID 版本的需求。

为了满足不同的需求，SCID-5 有三个独立的版本：一是为方便在临床上使用而简化的**临床版**（SCID-5-CV）；二是为方便在研究试验中使用而包含许多特征的**研究版**（SCID-5-RV）；三是为判断是否符合特定临床试验入组/排除标准而定制的**临床试验版**（SCID-5-CT）。以下是这三个版本的详细介绍。

3.1 SCID 临床版（SCID-5-CV）

这本用户指南专属于 SCID 临床版（SCID-5-CV）。英文原版 SCID-5-CV 装订成册,由美国精神医学出版社出版，是 SCID-5-RV 删减和重新排版的版本，包含了临床上最常见的诊断。虽然命名为“临床版”，但研究者特别感兴趣的障碍也收录在 SCID-5-CV 之中，在研究环境中也可以使用 SCID-5-CV。

SCID-5-CV 与 SCID-5-RV 有几个不同的地方。

首先, SCID-5-CV 仅仅包含那些对诊断编码有影响的标注。为此, SCID-5-CV 只收录了双相障碍和重性抑郁障碍的严重程度、精神病和缓解的标注，因为它们会影响诊断编码的选择。同样地，它也收录了注意缺陷/多动障碍的表现类型（即主要表现为注意缺陷、主要表现为多动/冲动、混合表现)，因为它们对于确定诊断编码来说是必须的。

其次，许多包含在 SCID-5-RV 中的障碍（例如，神经性厌食、囤积障碍）的诊断标准并未出现在 SCID-5-CV 之中，取而代之的是 I 模块（“扫描其他目前障碍”）中针对这些障碍的扫描问题。如果受访者肯定地回答了其中的一个问题，检查者需要继续进行相应障碍诊断所需的非定式临床评估。(为了方便这一过程, SCID-5-CV 用户指南在附录 A 中收录了这些障碍的 DSM-5 诊断标准，此外，相应诊断标准在附录 A 中的页码以及其在 DSM-5 中的相应页码都放在 SCID-5-CV 中作为参考。)

最后，尽管 SCID-5-RV 的大多数障碍在目前和终身两个时间范围做了评估，SCID-5-CV 更多地着重于目前是否符合诊断标准，因为障碍的目前临床状况与治疗决策最为相关。SCID-5-CV 仅有一些障碍包含了终身评估，它们是重性抑郁障碍、双相 I 型及 II 型障碍、精神分裂症谱系及其他精神病性障碍、惊恐障碍以及创伤后应激障碍。

3.2 SCID 研究版（SCID-5-RV）

作为最全面的 SCID 版本, SCID-5-RV 包括的障碍比临床版要多，并纳入了 DSM-5 中所有的亚型以及严重程度和病程的标注。而且, SCID-5-RV 一个尤为重要的特征是它的可定制性，使该工具能进行定制以满足特定研究的需要。

SCID-5-RV 的发行有标准“核心”配置以及“加强”配置，前者包括大多数研究者在大多数研究中可能想常规评估的障碍，后者还包括许多可选障碍的评估。为方便定制，英文版 SCID-5-RV 没有装订成册，而是将诊断模块仅仅以电子的形式供人使用，采用 18 个 PDF 文件（由研究者打印并“合订”起来以方便使用），或者 18 个微软（MS）Word 文件，这样研究者可以进行修改，以删除不需要的成分（例如，某些标注）、改变检查流程或增添研究者选定的补充量表（例如，严重程度评分表）。SCID-5-RV 中文版将所有模块合并成了一本装订成册的调查手册，通过许多特定的结构调整和跳转选择以及相应记录单的制定，完整地保留了英文版的原有内容、评估效果和可定制性。

3.3 SCID 临床试验版（SCID-5-CT）

SCID-5-CT 最初是与 i3 Research 公司合作开发的，是 SCID-5-RV 经过调整、删减和优化的修改版，用于包含典型入组/排除标准的临床试验。针对重性抑郁障碍、双相障碍、精神分裂症、广泛性焦虑障碍、创伤后应激障碍以及注意缺陷/多动障碍治疗的临床试验，研究者已经研发了相应的 SCID-CT 英文模板，后来还制定了增补的“排除”SCID-5-CT，主要用于排除符合研究排除标准障碍的个体（例如，排除未包含在 SCID 中的物质所致的障碍或重度神经认知障碍等）。为了制定针对特定研究方案的 SCID-CT，研究者必须根据研究方案特定的入组/排除标准定制合适的模板。请访问 www.scid5.org 以获得有关商业授权信息和安排针对研究方案的 SCID-CT 英文版定制。为满足中国国内这方面的需求，将来可能会推出用户自定义的 SCID-5-CT 中文模板。

为满足中国精神卫生研究者这方面的需求，制定适宜特定研究的 SCID-5 纸质版或电子软件，有需求的人或单位可以联系上海市精神卫生中心危机干预研究室（联系人和电子邮件：费立鹏 mphillipschina@outlook.com）。

4. SCID-5-CV 的诊断范畴和时间范围

SCID-5-CV 被分为 10 个相对自成体系的诊断模块。表 4–1 列出了每个模块所包含的症状、发作以及障碍。正如表中右侧列所示，有多个时间范围适用于 SCID-5-CV 障碍的评估。为了简化 SCID，方便临床使用，许多 SCID-5-CV 中的障碍仅评估目前时间段，因为这一时间范围在治疗方案的选择和管理上与临床最为相关。这些仅“目前”的障碍包括持续性抑郁障碍、物质使用障碍、广场恐惧症、社交焦虑障碍、广泛性焦虑障碍、强迫症、注意缺陷/多动障碍以及适应障碍。对于其他障碍则评估它在受访者一生中是否出现过，并且询问追加的问题，以确定在最近 1 个月内是否也符合诊断标准。这些障碍包括双相Ⅰ型障碍、双相Ⅱ型障碍、其他特定/未特定双相及相关障碍、重性抑郁障碍、其他特定/未特定抑郁障碍、所有精神分裂症谱系及其他精神病性障碍、惊恐障碍以及创伤后应激障碍。这些障碍大多是根据个人一生中出现的症状或事件来定义的（例如，创伤后应激障碍中暴露于创伤性事件，惊恐障碍中反复出现且无法预测的惊恐发作病史）。

上述障碍需要检查者依据每条诊断标准进行评估。与之相反，SCID-5 在诊断由于其他躯体疾病所致的精神障碍（例如，由于其他躯体疾病所致的双相及相关障碍）和物质/药物所致的精神障碍（例如，物质/药物所致的焦虑障碍）时并没有评估这些障碍的诊断标准。取而代之，其他躯体疾病所致的精神障碍和物质/药物所致的精神障碍的诊断是在评估原发障碍标准过程中排除其他躯体疾病或物质/药物的病因时做出的（例如，“这次紊乱不能归因于某种物质（例如，毒品）、药物或其他躯体疾病的生理效应”）。在因为其他躯体疾病或物质/药物的病因而排除原发精神障碍诊断的病例中，检查者根据指示应做出由于其他躯体疾病所致的精神障碍或物质/药物所致的精神障碍的适当诊断，并在 SCID-5-CV 诊断总评分表中记录诊断及其相应的 ICD-10 诊断编码。此外，本书没有提供与Ⅰ模块所列障碍诊断标准相对应的检查问题（所有Ⅰ模块的障碍可在 SCID-5-RV 中文版中进行检查）。SCID-5-CV 使用了 SCID-5-RV 的扫描问题，如果受访者对这些扫描问题给予了肯定回答，那么，检查者需要参考相应 DSM-5 诊断标准集，从临床的角度来评估这些障碍存在的可能性。

表 4–1 SCID-5-CV 诊断范畴（和适用的时间范围）

模块	内容	时间范围
A 模块．心境发作和持续性抑郁障碍	重性抑郁发作	目前（最近 1 个月）和既往
	躁狂发作	目前（最近 1 个月）和既往
	轻躁狂发作	目前（最近 1 个月）和既往
	持续性抑郁障碍（曾用名：恶劣心境）	目前（最近 2 年）
B 模块．精神病性及相关症状	妄想	终身
	幻觉	终身
	言语紊乱	终身
	行为紊乱	终身
	紧张症行为	终身
	阴性症状	终身
C 模块．精神病性障碍的鉴别诊断	精神分裂症	目前（最近 1 个月）和既往
	精神分裂样障碍	目前（最近 1 个月）和既往
	分裂情感性障碍	目前（最近 1 个月）和既往
	妄想障碍	目前（最近 1 个月）和既往
	短暂精神病性障碍	目前（最近 1 个月）和既往
	其他特定/未特定精神病性障碍	目前（最近 1 个月）和既往（缓解）
	由于其他躯体疾病所致的精神病性障碍	终身
	物质/药物所致的精神病性障碍	终身
D 模块．心境障碍的鉴别诊断	双相 I 型障碍	目前（最近 1 个月）和既往（缓解）
	双相 II 型障碍	目前（最近 1 个月）和既往（缓解）
	其他特定/未特定双相障碍	目前（最近 1 个月）和既往（缓解）
	由于其他躯体疾病所致的双相及相关障碍	终身
	物质/药物所致的双相及相关障碍	终身
	重性抑郁障碍	目前（最近 1 个月）和既往（缓解）
	其他特定/未特定抑郁障碍	目前（最近 1 个月）和既往（缓解）
	由于其他躯体疾病所致的抑郁障碍	终身
	物质/药物所致的抑郁障碍	终身
E 模块．物质使用障碍	酒精使用障碍	目前（最近 12 个月）
	镇静剂、催眠药或抗焦虑药使用障碍	目前（最近 12 个月）
	大麻使用障碍	目前（最近 12 个月）
	兴奋剂使用障碍	目前（最近 12 个月）
	阿片类物质使用障碍	目前（最近 12 个月）
	苯环利定及相关物质使用障碍	目前（最近 12 个月）

(续表)

模块	内容	时间范围
E 模块．物质使用障碍（续）	其他致幻剂使用障碍	目前（最近 12 个月）
	吸入剂使用障碍	目前（最近 12 个月）
	其他（或未知）物质使用障碍	目前（最近 12 个月）
F 模块．焦虑障碍	惊恐障碍	目前（最近 1 个月）和既往
	广场恐惧症	目前（最近 6 个月）
	社交焦虑障碍	目前（最近 6 个月）
	广泛性焦虑障碍	目前（最近 6 个月）
	由于其他躯体疾病所致的焦虑障碍	终身
	物质/药物所致的焦虑障碍	终身
G 模块．强迫症和创伤后应激障碍	强迫症	目前（最近 1 个月）
	由于其他躯体疾病所致的强迫及相关障碍	终身
	物质/药物所致的强迫及相关障碍	终身
	创伤后应激障碍	目前（最近 1 个月）和既往
H 模块．成人注意缺陷/多动障碍	注意缺陷/多动障碍	目前（最近 6 个月）
I 模块．扫描其他目前障碍	经前期烦躁障碍	*注意：尽管扫描是针对这些目前障碍，但SCID-5-CV 并没有提供它们的诊断标准，相关的诊断标准放在本书的附录 A。*
	特定恐惧症	
	分离焦虑障碍	
	囤积障碍	
	躯体变形障碍	
	拔毛癖（拔毛障碍）	
	抓痕（皮肤搔抓）障碍	
	失眠障碍	
	嗜睡障碍	
	神经性厌食	
	神经性贪食	
	暴食障碍	
	回避性/限制性摄食障碍	
	躯体症状障碍	
	疾病焦虑障碍	
	间歇性爆发性障碍	
	赌博障碍	
J 模块．适应障碍	适应障碍	目前（最近 6 个月）

5. SCID-5-CV 的基本特征

5.1 概述

SCID 以目前疾病和既往精神病理发作的开放式概述开篇，随后引导检查者系统地询问特定 DSM-5 诊断标准条目存在与否。概述提供了机会去倾听受访者用自己的话所描述的困境，以及收集在评估特定诊断标准时可能没有涉及的信息（如，治疗史、社会和职业功能、症状产生的背景）。在概述结束时，检查者应该已经收集了足够的信息去形成一系列的初步诊断，之后再通过诊断模块排除或证实它们。

5.2 诊断流程

SCID-5-CV 问题顺序的设计类似经验丰富的检查者进行鉴别诊断的流程。随着检查的进展和对嵌入在 SCID 中 DSM-5 诊断标准的评估，检查者实际上在不断地验证诊断假设。需要注意的是，对于某些障碍，诊断标准并没有按照 DSM-5 的顺序列出，而是重新排序以使 SCID 检查更为有效和人性化。举例来说，精神分裂症的标准 D 紧跟在标准 A 后列出，如果精神病性症状与心境症状的时间关系不符合精神分裂症诊断的话，就允许检查者从精神分裂症跳走。

5.3 评估

评估过程中所有按照 SCID-5-CV 调查表进行提问所收集的信息应该记录在 SCID-5-CV 记录单的相应位置上。即便提供了特定的定式问题以帮助引出诊断信息，请务必牢记，**SCID-5-CV 评估要反映的是 DSM-5 诊断标准的符合与否，并不一定是受访者对 SCID 问题的回答。**SCID-5-CV 的评估方法表述如下，并将在本用户指南 7.4 节“诊断标准条目的评估”中进一步说明：

否 = 不存在/阈下（针对在一个连续谱上的症状标准）；或者
二分诊断标准的陈述显然是**错误的。**

是 = 阈上（针对在一个连续谱上的症状标准）；或者
二分诊断标准的陈述显然是**正确的。**

SCID 的问题大多数能简单地以“是”或“否”来回答；然而，“是”这种不详尽的回答极少能提供充足的信息来判断是否符合诊断标准。为进行有效的诊断评估，通常有必要请受访者进行详细的描述或举出特定的例子。例如，重性抑郁发作的一个问题是询问受访者是否曾经有过“思考或集中注意力方面的问题”。如果受访者承认这条是一个问题，为确保受访者的经历符合相应的诊断标准，检查者将该诊断标准评估为“是”之前必须进一步地询问探索［即“你是否对日常事务难以做出决定？（这个问题在哪些方面对你构成干扰？）几乎每天吗？”］。只有在检查者对受访者符合标准的回答满意之后，才可评估为“是”。有时，需要检查者对标准的措辞进行修改或者解释，使受访者对概念更加清楚。在其他情况下，检查者可能有必要从其他来源（例如，家人、以往记录）寻求确凿的信息。

牢记不是非得受访者承认存在症状才可评估为“是”或者不存在症状就可评估为“否”。(更多评估信息参见用户指南 7.4 节,“诊断标准条目的评估”。) 评估结果最终取决于检查者对诊断标准符合与否的临床判断。尽管受访者否认症状的存在，但如果检查者对该特定症状的存在有把握，检查者可以温和地对受访者的回答表示质疑，在有充分证据支持的情况下（例如，一个受访者说每天在洗手仪式上花两小时并不过分或荒唐），甚至可直接将该症状评估为存在（“是”）。另一方面，如果检查者听了受访者的描述之后仍然怀疑症状是否存在，该条目应评估为不存在或亚临床（“否”）。

5.4 诊断总评分表

在完成检查后，检查者在记录单填写诊断总评分表（记录单第 11—17 页；访谈手册见第 3—10 页），标明检查过程中做出的 DSM-5 诊断。诊断总评分表包括各个诊断相对应的 ICD-10 诊断编码。DSM-5 诊断大体上是依据 SCID-5-CV 评估过程中做诊断的顺序来排列的。通过在 SCID-5-CV 记录单诊断总评分表上合适的选项画圈或者填写相应的内容，检查者将标明相关的 DSM-5 诊断、编码的亚型/标注，以及诊断标准是符合目前，还是仅仅符合既往。

对于“调查结果”列有两个选项的那些障碍（例如，精神分裂症、惊恐障碍以及创伤后应激障碍），如果目前符合诊断标准，应该在记录单“调查结果”这一列左侧的选项“目前”上画圈，如果仅仅是既往符合诊断标准，则应该在右边的选项“既往”上画圈。对于发作性的心境障碍（即双相Ⅰ型障碍、双相Ⅱ型障碍、重性抑郁障碍），若诊断为目前，需在有相应严重程度标注的目前发作选项上画圈（即轻度、中度、重度、伴有精神病性特征）；若诊断为既往，需在有部分缓解或完全缓解的既往发作选项上画圈。对于“调查结果”列只有“目前”“既往”或“最近 12 个月”的障碍，如果在相应时间范围内（例如，最近 12 个月）符合诊断标准，则在相应选项上画圈。对于“调查结果”列只有一个选项“终身”的障碍(例如，由于其他躯体疾病所致的精神病性障碍或者物质/药物所致的抑郁障碍)，若该障碍在受访者一生中曾出现过，则应在选项上画圈。注意，物质/药物所致的精神障碍的编码是由物质的类型以及共病物质使用障碍的严重程度共同决定的，鉴于其诊断编码的复杂性，如附带的脚注所述，合适的诊断编码必须由检查者参考 SCID-5-CV 访谈手册第 10 页中相应的编码表后填写。举例来说，为了标明可卡因使用所致的抑郁障碍合并严重可卡因使用障碍，检查者应在物质/药物所致的抑郁障碍右侧列的“终身”选项上画圈，标明致病物质是可卡因，并依据访谈手册第 10 页的编码表填写其诊断编码 F14.8。

5.5 信息来源

检查者做评估时，应该使用所有有关受访者的可用信息来源。这可能包括转诊记录以及家人和朋友的观察。在一些情况下，检查者可能需要就受访者的陈述与其他信息来源有出入的地方温和地向受访者提出质疑。在流行病学调查中使用本手册时，同样也需要通过所有可及的信息来源来获得受访者的相关信息，例如，询问社区卫生工作者、致电家属等，但检查者要在记录单封面记录信息的所有来源。

如果受访者本人（例如，伴急性精神病性症状和激越的住院患者、伴认知损害的慢性患者）报告的病史不清楚，许多信息可能要通过病历记录或其他来源获取。从病历中提取信息时，应只关注病历中记录的症状，而不要考虑病历中已下的诊断。在开始检查这样的受访者之前，检查者应回顾受访者的病历记录，在记录单概述模块治疗史表格中（在第 2 页）记录既往症状和住院日期，并在记录单的相应章节中记录相关症状（例如，在 B 模块中记录精神病性症状）。在这种情况下，SCID 与其说是一份检查指南，不如说是系统记录受访者病历所记载症状的地方。

6. SCID-5-CV 的施测

在正常情况下, SCID-5-CV 是单次完成施测，通常需 45—90 分钟，访谈时间取决于精神病史的复杂性以及受访者简洁描述其精神病症状的能力。特别复杂的案例可能要 3 个小时。一些情况下, SCID-5-CV 可能需要多次来完成施测。如果在检查完成后获得了补充信息，检查者要修改相应的 SCID 数据。

Shore 及其同事 (2007) 在美国印第安人的农村社区进行了一项研究，比较了视频会议方式的 SCID 施测与面对面评估之间的差别。该研究发现，实时互动视频会议方式的 SCID 评估与面对面的评估之间没有显著差异。

7. SCID-5-CV 的常规及用法

注意：建议当你阅读接下来的章节时，旁边要准备一本 SCID-5-CV 访谈手册。

7.1 条目标签

SCID-5-CV 访谈手册中每个评估条目都分配了一个由一个大写字母（标明 SCID-5-CV 模块）和一个数字组成的标签。这些条目标签放在访谈手册中每个条目的右侧，可以说是一举多得。

- 首先，也是最重要的是，这些条目标签可以用来控制整个访谈手册的诊断流程。访谈手册中所有的跳转指导语都将这些条目标签作为目标定位以告知检查者到哪个位置继续检查。有以下两种情况：第一种情况是给出跳转的条目和页码，如下面的例子所示，针对精神分裂症诊断标准 B（条目 C6）的问题及评估，如果检查者评估为“否”，那么，他按照指导语应跳至检查第 65 页条目 C28 并继续评估；

B. 自紊乱发生以来的很大一部分时间内，至少 1 个重要方面的功能水平，例如，工作、人际关系或自我照顾，明显低于障碍发生前具有的水平（或当障碍发生于儿童或青少年时，则人际关系、学业或职业功能未能达到预期的发展水平）。

为了澄清可以问以下问题： **从你得病以来，有没有一段时间你日常功能有很多困难（例如，不能去工作或上学，不能照顾自己，与家人或朋友相处困难，或者不想待在其他人身边）？**

是 ↓

否 → 跳至 **C28**（其他特定/未特定精神分裂症谱系及其他精神病性障碍），**第 65 页**

C6

另一种情况是当需要跳转到某一页的第一个条目时，只给出跳转的页码，如下面的例子所示，针对目前轻躁狂发作诊断标准 A（条目 A54）的问题及评估，如果检查者评估为 “否”，那么，他按照指导语应该跳至检查第 34 页第一个条目并继续评估既往躁狂发作。

当你感到（兴奋/易激惹/自用词**）时，这种情况持续了至少 4 天吗？几乎每天大部分时间都如此吗？**	A. 在至少连续 4 天的一段时间内，在几乎每天的大部分时间里，有异常且持续的心境高涨、膨胀或易激惹，并有异常且持续的活动增多或精力旺盛。	**否** **是** ↓ 跳至**第 34 页**（既往躁狂发作）	A54

- 其次，条目标签常用来告知检查者访谈手册指导语应参考的条目位置。举例来说，评估既往躁狂发作诊断标准 B 的指导语告知检查者“**A73—A79** 着重于那次发作最严重的阶段。”参考的条目标签 A73—A79 对应于所询问的特定躁狂发作标准。
- 再次，许多诊断标准的评估，取决于先前条目的评估，C 模块和 D 模块的条目尤是如此。举例来说，C 模块中精神分裂症诊断标准 A (至少 2 项下列症状……：妄想、幻觉……）取决于 B 模块中精神病性症状的评估。因此，精神分裂症诊断标准 A 的每部分都让检查者返回 B 模块参考相关的评估（例如，“1. 妄想 **[B1, B3, B5, B7, B9, B11, B13, B15, B17, B19, B21, B23, B25]**。2. 幻觉 **[B27, B29, B31, B33, B35, B37]**……”）。
- 最后，条目标签有助于将访谈手册数据录入计算机数据库，也方便将它们与《DSM-5® 障碍定式临床检查（临床版）电子软件》的变量名对应起来。采用条目标签作为电脑程序中的变量名，能更容易地将 SCID 数据与使用相同条目标签命名惯例建立起来的 SCID 数据库进行比较。

7.2 A、B、E、F、G、H 和 J 模块的三栏格式

在 A、B、E、F、G、H 和 J 模块中，左边一栏包含 SCID-5-CV 访谈手册检查问题（加粗）和写给检查者的指导语。检查问题对应的 DSM-5 诊断标准位于页面的中间一栏。每页右边的一栏包含评估诊断标准的编码。在最右边的小方框中是前面 7.1 节中所描述的条目标签。

7.3 SCID 的问题

7.3.1 逐字询问的问题

不在括号中的 SCID 问题应该要逐字询问每个受访者。对于 SCID 这项基本规定，唯一的例外情况是受访者在先前 SCID-5-CV 检查中已经提供了必要的信息。这种例外有两种情况：1）在问题前有提示“若以下信息尚未知”，此时若信息已知，则不必逐字询问，例如，对功能损害的提问。2）在问题前没有提示，但可根据检查中已经获得信息酌情改变措辞,举例来说，如果受访者在概述部分说过就诊的原因是最近的几个月非常抑郁，那么检查者则不用逐字询问 A 模块开始的问题:“……你有没有一段时间几乎每天大部分时间都感到抑郁或情绪低落?”然而在这种情况下，检查者**不**应该在没有经过询问得到证实的情况下，就假定症状存在并将该条目评估为“是”，因为诊断标准的某些方面可能尚未充分地被探讨（例如，他的病程，病程或者几乎每天大部分时间存在）。此时，检查者应修改原问题的措辞来确认已获得的信息。举例来说，检查者可以问“你已经跟我讲过，在最近几个月内你一直感到抑郁。你是否有 2 周的时间几乎每天大部分时间都感到抑郁?”

在逐字询问了问题之后，如果询问对象由于方言、文化水平低、认知水平差等原因明显没有理解问题的含义，检查者则可以在不改变问题主要意图的情况下，使用对方可以理解的方式重新组织

语言询问问题。

7.3.2 括号中的问题

SCID 的常规是应该在有必要澄清回答时才询问括号中的问题，如果检查者已经知道括号中的问题的答案或有足够的信息将此标准评估为“是”，则可以跳走。举例来说，躁狂发作“目标导向的活动增多”条目（标准 B6，条目 A45）的第一个问题询问受访者如何安排时间。如果受访者提供了明显符合标准的详细行为叙述，则不需要询问括号里的附加问题（例如，“你那段时间是否更爱交际，例如，给朋友打电话，和朋友出去得更频繁，或者结交许多新朋友?”)，然而，如果受访者对第一个问题的回答并没有详细到足以判定是否符合标准，检查者则应尽量多地询问括号里的问题直至足以做出评估。

问题放在括号中并不意味着该问题所要引出的信息没有那么重要。举例来说，重性抑郁发作的第一个条目（诊断标准 A1，条目 A1）在括号中询问了“有 2 周吗?”除非受访者提到了抑郁心境的持续时间，否则检查者必须询问症状持续是否长达 2 周，因为抑郁心境的病程是将此症状评估为存在的关键要求。

7.3.3 “自用词”(和其他括号内的词语，例如，“广场恐惧症症状”)

许多 SCID 问题包含放在括号中的词语，例如，“自用词”“广场恐惧症症状”等。这种常规表示检查者需要修改这些问题，插入针对特定受访者的词汇以替换这些说法。对于“自用词”，检查者应插入受访者用来描述特定症状的词汇。举例来说，如果受访者把躁狂发作称为“当我很古怪的时候”，那么，检查者应将问题“你什么时候最（兴奋/易激惹/自用词)?”改为“你什么时候最古怪?”。对类似“广场恐惧症症状”的词语，检查者应插入受访者在检查过程中已承认的特定症状。举例来说，广场恐惧症标准 G 的相应问题（临床意义标准；条目 F31）询问“(广场恐惧症症状）对你的生活有什么影响?”在这种情况下，检查者应该将已承认的广场恐惧症症状插入问题中（例如，“无法驾车过桥或进入拥挤的商店对你的生活有什么影响?”)。

7.3.4 “1 个月前”(和括号内的其他时间范围)

对记忆和回忆的研究已经证明，当问题锚定在以前的特定日期而非宽泛的时间范围时，人们对事件的追述会更为准确。出于这个原因，对于询问在特定时间范围内（例如，“在最近 1 个月内”）某一症状是否存在的问题，采用“从（1 个月前）至今”之类的短语加强或替代，要求检查者在询问时使用确切的日期。举例来说，在判断目前是否符合双相Ⅰ型障碍躁狂发作诊断标准（条目标签 D22）时，SCID 问题是“在最近 1 个月内，从（1 个月前）至今，你有过（编码为“是”的躁狂症状）吗?”如果 SCID 检查是在 12 月 15 日做的，检查者应该将问题转化为：“在最近 1 月内，从 11 月份中旬至今，你有过不需要睡觉、非常健谈、精力充沛、思维奔逸或者容易分心等症状吗?”

7.4 诊断标准条目的评估

大多数 DSM-5 诊断标准要求精神病的病征、症状或表现要达到一定水平的严重程度、持续性或存在时间才能做出诊断。对于这些条目，SCID-5-CV 提供了两种可能的评估结果：“否 = 无/阈下”以及“是 = 阈上”。对于其他的诊断标准，例如，那些调用的诊断排除标准（例如，“不能用其他精神障碍来更好地解释”)，以及算法语句（例如，“A 标准的症状中至少 3 项被编码为‘是’”)，评估结果也使用“否”和“是”来判断。对这些 SCID-5-CV 评估的解释如下：

否 = • **无/阈下**：诊断标准中描述的症状要么显然不存在（例如，没有明显的体重减轻或增加，或者没有明显的食欲增加或减退），要么在阈下（例如，受访者抑郁仅有 7 天而非最低要求的 2 周；受访者报告仅对少数活动丧失兴趣，而非要求的“几乎所有活动”）；
• 诊断标准的陈述显然是**错误的**（例如，对于“该紊乱不能用另一种精神障碍来更好地解释，”这类标准，在检查者确认紊乱能用另一种精神障碍来更好地解释的情况下，将其评估为“否”）。

是 = • **阈上**：达到诊断标准所要求的阈值（例如，受访者报告有 2 周一直抑郁）或超过了阈值（例如，受访者报告抑郁有几个月了）；
• 诊断标准的陈述显然是**正确的**（例如，至少 3 项诊断标准 B 的症状被评估为“是”）。

7.5“注”的格式

SCID-5-CV 中“注”的格式有特定的含义。加粗显示的“**注**”表示这些注包含在 DSM-5 诊断标准之中。SCID-5-CV 所有其他的“*注*”是斜体的，这些“*注*”表示对诊断标准评估或 SCID-5-CV 检查施测的特定指导语或说明，它们不包含在 DSM-5 诊断标准之中。

7.6 记录描述性信息

对于大多数条目，检查者应该要求受访者提供想法、感受和行为的具体细节，以支持诊断标准的评估。这些信息应记录在 SCID 记录单上以佐证检查者的评估。对于特定信息的记录尤为重要的诊断标准，在它们下方会有“描述:”一词。若信息来源于受访者，检查者只需在 SCID 记录单上记录相关信息，若信息来源于其他渠道（例如，病历、知情人）而非受访者，检查者还应该同时在 SCID 记录单上清楚地标记出信息来源。

7.7 跳转的指导语

当进行 SCID 检查时，除非另有指示，否则默认的规则就是总是跳至下一个条目。各个条目依次进行的顺序流程在遇见跳转指导语时才会改变，以便跳过不再需要评估的诊断标准（即因为已经不会再符合该障碍的诊断标准）或不再需要考虑的发作或障碍（例如，因为已经符合躁狂或轻躁狂发作的标准而跳过持续性抑郁障碍的评估）。

这些跳转指导语有三种基本形式。

1. **在章节的开头**：许多章节都有告知检查者在何种情况下可跳过整个章节的指导语。举例来说，在第 44 页上对 A 模块中持续性抑郁障碍的评估以下列指导语开始：

（检查者判断）是否曾经有过躁狂或轻躁狂发作？	*注：有关环性心境障碍发作的诊断，可以参考 DSM-5 中文版第 135—137 页。*	**否** **是** ↓ 跳至**第 47 页**（精神病性及相关症状）	A111

检查者评估该条件语句（即是否曾有躁狂、轻躁狂或环性心境障碍发作），如果为是，跳至第 47 页，从“精神病性及相关症状”继续 SCID-5-CV 检查。

2. **在章节的中间**：在这种情况下，跳转指导语位于右边一列，即进行评估的地方，而且常常位于评估“否”下方悬挂的文本框中。这种常规的目的是当检查者在判断所评估的诊断标准为无/阈下或者错误时，能够跳过某一诊断章节。检查者应顺着垂线找到包含跳转指导语的方框，它会告诉检查者要跳至的具体页面或者具体条目标签及页面，并从那里继续检查。

   在下面的例子中，对于第 100 页广场恐惧症的评估，如果将诊断标准 C 评估为“否”，检查者应跳至第 103 页，并从该页的第一个条目 **F34** 继续询问社交焦虑障碍的问题。需注意，这并不表示诊断是社交焦虑障碍，仅仅是引导检查者跳至社交焦虑障碍的评估。如果做出的评估为“是”，检查者应遵循 SCID 的规则，继续下一个条目（即广场恐惧症诊断标准 D 的条目 F28），除非有相反的指导语，否则总应该继续下一个条目。

当你处于（回避的场合），**你几乎总是感到恐惧或焦虑吗？**	C. 广场恐惧场合几乎总是触发害怕或焦虑。	**否　是** 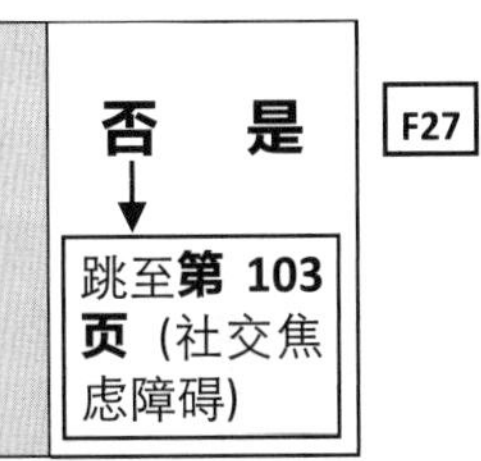 跳至**第 103 页**（社交焦虑障碍）	F27

3. **向前返回的跳转**：大部分条目的跳转都是向后跳转，但在一些情况下会出现向前返回跳转的指导语。举例来说，当评估既往发作时，在最初选择的发作不符合诊断标准的情况下，检查者需要考虑除了最初选做评估的发作之外是否还有其他的发作可能符合诊断标准。若有，则需返回该节开头重新评估这次发作。这种结构经常用于发作性障碍（例如，终身重性抑郁发作、躁狂发作和轻躁狂发作）的评估，如下例所示。在评估既往重性抑郁发作诊断标准 A 时，受访者的症状不满 5 项，条目 A28 评估为“否”，此时继续评估 A29，考虑是否有其他可能符合诊断标准的发作；若有，条目 A29 评估为“是”，检查者应返回第 20 页从 A18 开始从头评估这个发作。

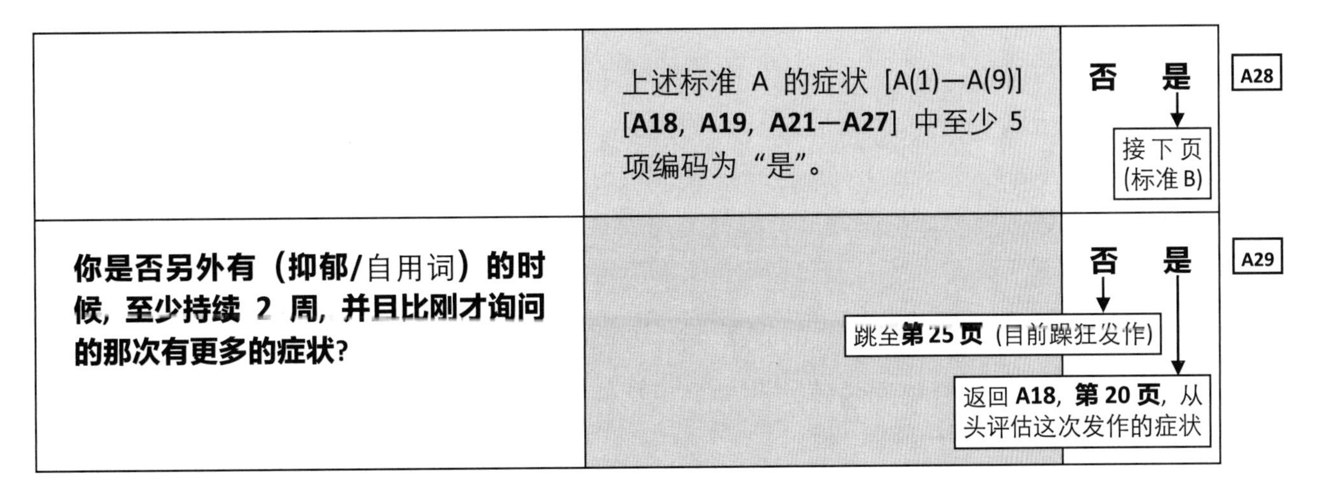

	上述标准 A 的症状 [A(1)—A(9)] [**A18**，**A19**，**A21—A27**] 中至少 5 项编码为“是”。	**否　是** 接下页（标准 B）	A28
你是否另外有（抑郁/自用词**）的时候，至少持续 2 周，并且比刚才询问的那次有更多的症状？**		**否　是** 跳至**第 25 页**（目前躁狂发作） 返回 **A18**，**第 20 页**，从头评估这次发作的症状	A29

7.8 C 模块和 D 模块的决策树格式

与前面所述的三栏格式的模块不同, C 模块（精神病性障碍的鉴别诊断）和 D 模块（心境障碍的鉴别诊断）使用决策树格式。每项诊断标准都放在决策框内，附带两个箭头，一个箭头标示为“是”，另一个箭头标示为“否”，从方框向外延伸。检查者根据 A 模块和 B 模块获取的信息评估框内的标准。在一些情况下，可能需要附加信息来评估诊断标准，因而提供了用来澄清检查的附加问题。如果符合诊断标准，检查者在记录单相应条目的“是”这个词上画圈，并在 SCID-5-CV 手册中沿着“是”的箭头至下一个方框；如果不符合标准，检查者则在记录单相应条目的“否”这个词上画圈，并在 SCID-5-CV 手册中沿着“否”的箭头至下一个方框。

以下例子来源于妄想障碍的评估，详细描述了对第 62 页上标准 B，条目 C18 的评估：

B. 从未符合精神分裂症的诊断标准 A [**C3**]。

注：若存在幻觉，当该幻觉不突出或与妄想的主题相关（例如，与感染妄想有关的被昆虫感染的感觉）时，编码为“是”。

是 ↓

否 → 跳至 **C28**（其他特定/未特定精神分裂症谱系及其他精神病性障碍），**第 65 页**

C18

检查者在将诊断标准 A（条目 C17）评估为“是”之后开始评估诊断标准 B。如果诊断标准 B 为真（即从未符合精神分裂症的诊断标准 A），则检查者在记录单条目 C18 上圈“是”，并继续评估条目 C19 的诊断标准 C。如果诊断标准 B 为假（即符合精神分裂症的诊断标准 A），则检查者在记录单条目 C18 上圈“否”，并跳至第 65 页的条目 C28（其他特定/未特定精神病性障碍）继续询问。

7.9 诊断标准集的多重子句

DSM-5 的许多诊断标准包含以“或”/“或者”连接的多重子句（例如，有减少或控制酒精使用的持久欲望或失败努力）。如果任一子句判定为存在，则该诊断标准评估为“是”。对于这类诊断标准，通常会有多个 SCID 检查问题，初始问题之后的跟进问题放在“若否”后面。因此，为了将检查效率最大化，只有在考虑诊断标准的第一部分不存在的情况下，检查者才需要询问附加问题。在下面的例子中，如果受访者对第一个问题回答为“是”并提供了辅助的例子，该条目可评估为“是”，检查者无须再询问受访者饮酒时间是否比计划的要长。

在最近 12 个月内…… **……你是否发现，一旦你开始喝酒，到结束时所喝的酒量比你打算喝的要多得多？例如，你只打算喝一两杯，但是最后喝的要多得多（跟我讲一讲，这种情况发生的频率如何？）** *若否*：**你喝酒所用的时间是否比打算喝的要长得多？**	1. 酒精的摄入常常比意图的量更大或时间更长。	**否　是**	E2

应该注意，对于一些诊断标准，尤其是每个亚成分都有临床意义的诊断标准（例如，重性抑郁发作诊断标准集中的亚成分），无论对诊断标准初始部分相应问题的回答为“是”还是“否”，检查者都必须询问所有与该诊断标准各成分相应的问题。举例来说，虽然重性抑郁发作诊断标准 A7（条目标签 A8）要求存在无价值感，**或者**存在过分的或不适当的内疚，但由于这两种症状的临床意义，SCID 提供了用来评估这两个成分的问题。

在（最差的 2 周）**内**…… ……**你是否感到自己没有价值?** ……**你是否对自己做过的或没做过的事情感到内疚?** *若是:* **是什么事呢?（这仅仅因为你生病了不能处理事情吗?）** *若上述任一问题回答为“是”:* **几乎每天吗?**	7. 几乎每天都感到自己没有价值，或者过分地、不适当地感到内疚，这些感受可以达到妄想的程度。（若仅仅是因为患病而自责或内疚，则不符合标准。）	**否　是**	A8

7.10 标示互斥问题的箭头

互斥问题通过将页面左边的问题由箭头连接起来予以标明。在这种情况下，检查者通过审查以斜体字显示的条件语句来弄清楚这对问题中哪一个适合，并决定接下来要读这对问题中的哪一个。举例来说，在目前重性抑郁发作（第 15 页，条目 A2）的评估中，针对兴趣丧失条目（诊断标准 A2）的提问从下面的一对互斥问题开始:

→*若上一条目编码为“是”:* **在这段时间内，对于平日所喜欢的事情，你的兴趣或愉快感是否明显减少了?（情况是怎样的? 请给我些例子。）** →*若上一条目编码为“否”:* **从**（1 个月前）**至今，你有没有一段时间对于平日所喜欢的事情，兴趣或愉快感是否明显减少了?（情况是怎样的?）** *若上述两个问题任一回答为“是”:* **几乎每天吗? 持续了多久?（有 2 周吗?）**	2. 每天或几乎每天的大部分时间，对于所有或几乎所有的活动兴趣或愉悦感都明显减少（既可以是主观体验，也可以是观察所见）。	**否　是**	A2

在这种情况下，对兴趣丧失问题说法的选择取决于对诊断标准 A1 抑郁心境条目（条目标签 A1）的评估结果。如果抑郁心境条目被评估为“是”，则选择第一个问题（即确定在 2 周的抑郁心境期间是否有兴趣丧失）。如果抑郁心境条目被评估为“否”（表示没有 2 周的抑郁心境），则应采用兴趣丧失问题的另一个询问方法，以确定在最近 1 个月内是否有 2 周的兴趣或愉悦感减少。

7.11 由于其他躯体疾病所致的、物质/药物所致的或原发

纳入 SCID-5-CV 的大部分诊断都包含一条诊断标准，要求检查者判断精神病理是否是其他躯体疾病或物质/药物使用对中枢神经系统的直接效应所造成的［即“该紊乱不能归因于某种物质（例如，毒品）、药物或其他躯体疾病的生理效应”］。如果检查者确定紊乱不是由于其他躯体疾病或物质/药物使用的直接生理学效应所致，则考虑症状为**原发**，检查者继续进行下一条目（因为“排除器质性”标准常常是诊断标准集里的最后一个条目，所以下一步通常是做出诊断）。如果与之相反，检查者判断症状的确是由于其他躯体疾病或物质/药物使用的直接生理效应所致，则做出由于其他躯体疾病所致的精神障碍或物质/药物所致的精神障碍的相应诊断，并按照指导语继续评估，而且在检查结束之后要在诊断总评分表上标明相应的障碍（和 ICD-10 诊断编码）。(可跳至本书第 9 章“其他躯体疾病和物质/药物病因与原发障碍的鉴别”，参考关于检查者应该如何做出这种判断的指南。)

举例来说，在评估重性抑郁发作的诊断标准时，检查者到了标准 C 的条目 A13 ［“这次发作不能归因于某种物质（例如，毒品）、药物或其他躯体疾病（例如，甲状腺功能减退症）的生理效应”］。如果检查者判断抑郁是继发于严重可卡因使用障碍背景下的可卡因使用，则应诊断物质/药物所致的抑郁障碍，在诊断总评分表中物质/药物所致的抑郁障碍前的“终身”选项上画圈，检查者还应标明特定物质是可卡因以及诊断编码是 F14.8。另一方面，检查者如果判断抑郁是原发性的（或者独立于物质/药物或其他躯体疾病），则应继续进行至下一个诊断条目 A15［即“抑郁发作开始（年/月）”］。

SCID 新手需注意：排除器质性标准条目中双重否定是最常导致混淆的地方。如果紊乱**不是**由于某种物质/药物或其他躯体疾病所致，编码为“是”，即症状是原发的，接下来给出原发发作或障碍的诊断。与之相反，如果紊乱**是**由于某种物质/药物或其他躯体疾病所致，编码为“否”，即症状是继发的，诊断由于其他躯体疾病所致的或物质/药物所致的精神障碍，按照指导语进行跳转。

7.12 治疗效应的考虑

将症状编码为存在或不存在时，不应该考虑“若受访者没有正在接受治疗会存在什么症状”。因此，如果一名精神分裂症患者正在服用 12 毫克/天的利培酮，不再有听幻觉的声音了，此时应该认为听幻觉目前是不存在的，即使检查者相信在不用药物的情况下可能还会出现听幻觉。类似地，如果受访者每晚服用催眠药且不再有睡眠问题，那么，在评估目前重性抑郁发作时应将失眠编码为目前不存在（即评估为 “否”）。

7.13 临床意义

SCID-5 的大多数障碍包含一条诊断标准，即在做出 DSM-5 诊断之前要确认患者有临床意义的痛苦或功能损害。需注意有两个成分，痛苦和功能损害，其中任何一个都可标明临床意义。通常来说，判断什么是有临床意义的功能损害比判断什么是有临床意义的痛苦更为直观；因此，SCID-5 功能损害的问题放在前面。所以，只有在一些相对不常见的只有痛苦而无任何功能损害的情况下，才需要评估痛苦。(根据受访者在多大程度上受到自己有症状这一情况的困扰来考虑“痛苦”，通常是有帮助的。) SCID-5 中相应问题的重点集中在症状对检查对象生活的影响程度上。这些临床意义评估的每一项都

包括一系列可选的问题，用以评估症状对工作和学习功能、社交功能、休闲活动以及其他领域功能的影响。对于多大程度的功能损害才可视为“有临床意义”，DSM-5 没有提供任何指南，而是将它留给检查者去判断。当然，寻求治疗是有临床意义的痛苦或功能损害的表现，但对于评估过程中发现的共病症状是否应该考虑有临床意义，这个基本法则可能没有帮助。

7.14 其他特定和未特定障碍

DSM-5 用两个选择来替代 DSM-Ⅳ未特定的说法，供临床使用：其他特定障碍和未特定障碍。根据 DSM-5 中文版(第 15 页)：

> 有了其他特定障碍的类别，就允许临床医生清楚地揭示在某个诊断类别中，其临床表现不符合任何特定类别诊断标准的特定原因。这是通过先记录类别的名称，随后记录特定的原因来实现的。举例来说，个体有临床意义的抑郁症状持续了 4 周，但其症状达不到重性抑郁发作的诊断阈值，那么临床医生会记录“其他特定抑郁障碍，症状不足的抑郁发作”。如果临床医生选择对不符合特定障碍诊断标准的原因不做具体的说明，那么应给予“其他未特定抑郁障碍”的诊断。

SCID-5-CV 包含了三个其他特定/未特定的类别：其他特定/未特定精神分裂症谱系及其他精神病性障碍，其他特定/未特定双相及相关障碍，以及其他特定/未特定抑郁障碍。和 DSM-5 一样，精神分裂症谱系及其他精神病性障碍、双相及相关障碍或抑郁障碍的症状特征占主导地位，但在相应诊断分类中又不完全符合任何障碍的诊断标准，应做出其他特定/未特定类型的诊断。

需注意在 SCID-5-CV 整个检查中，DSM-5 其他特定障碍和其他未特定障碍这两个类别合并成了一个类别：其他特定/未特定障碍。二者的区别完全依赖于编码和记录（即如果检查者选择标明临床表现不符合诊断分类中特定障碍的原因，则使用“其他特定”，如果检查者选择不标明原因，则使用“其他未特定”)。检查者仅在诊断总评分表中区分“其他特定”和“其他未特定”两个类别，总评分表也包括每个诊断的相应诊断编码。因此，如果检查者在诊断总评分表记录存在其他特定障碍，那么，检查者还应写下不符合特定障碍诊断标准的原因。诊断总评分表上为原因留有空白。

正如诊断总评分表中所述，其他特定/未特定双相及相关障碍的编码有个例外情况。对于符合环性心境障碍标准的临床表现（SCID-5-RV 收录了该标准，但 SCID-5-CV 没有收录)，使用的是环性心境障碍的诊断编码 F34.0，并非其他特定/未特定双相及相关障碍的诊断编码 F31.8。

7.15 与 DSM-5 诊断标准的差别

SCID-5-CV 中间一栏一般包含的是 DSM-5 诊断标准的逐字逐句转载。在几种情况下，SCID-5-CV 的诊断标准与 DSM-5 的诊断标准有差别。在 SCID 的修订过程中，我们发现 DSM-5 诊断标准存在几处明显的错误和歧义，以及 DSM-5 诊断标准与相应说明文字之间的不一致性。在这种情况下，我们与 DSM-5 工作组成员进行了商议，以确认这些的确是错误并找到最佳的解决方案，我们修改了 DSM-5 诊断标准集以反映这些讨论的结果。在其他情况下，修改是为了加强 SCID 的检查。举例来说，DSM-5 删除了 DSM-Ⅳ诊断标准附带的物质依赖和物质滥用的说明举例，而 SCID 却将其收录了。对 DSM-5 诊断标准措辞调整的说明以及我们修改的理由放在本书第 10 章“各模块的特殊说明”对各诊断标准的注释中。

当 SCID 中的 DSM-5 诊断标准与 DSM-5 中的诊断标准不相同的时候，在英文版 SCID 中作者会用括号框住文字以标明改动，但在 SCID-5-CV 中文版中，出于对可读性和翻译等方面的考虑，我们在与原作者和出版社达成共识的基础上做了较多修订，此处没有一一标示出来，有兴趣的读者可参考相关书籍进行核对。

8. SCID 的要和不要

要	不要
要在开始前向受访者简明扼要地介绍检查目的。	**不要**因为你所询问的问题或检查时间的长度而道歉。大多数受访者会感激 SCID 的全面性，很高兴有机会详细地描述自己的症状。
要利用概述收集信息的过程，来建立良好的关系和奠定检查的基调。陪伴受访者，展示出非评判的立场，同时也展示适宜的专业素养和界限。	**不要**让难应付的受访者主导了检查: • **不要**让受访者做不必要的、无关紧要的诉说。如果受访者正在提供的信息对完成诊断检查来说是不必要的，应引导他重归正题。 • **不要**向愤怒的或有敌意的受访者使用防御性话语。使用反馈性话语表达出共情。 **不要**忽视受访者对其痛苦遭遇的报告。在保持客观立场的同时表达出共情。
要使用概述收集有关受访者症状和功能的资料，为你在诊断模块即将询问的问题提供所需的信息。	**不要**在概述访谈期间询问 SCID 后面章节会涉及的特定症状的细节。
要在检查开始时充分获得目前疾病的概述，以理解疾病发展的背景。	**不要**在草率地了解目前疾病的概况之后就询问症状的特定问题。
要使用开放式问题来获取受访者用自用词描述的对问题的看法。	**不要**询问诱导性的问题。对假设保持开放的心态。谨慎使用封闭式问题。
要坚持使用初始问题，按照它们的书面原文来提问，除非考虑到受访者已经诉说的内容而做稍许必要的修改。在按原文提问后，如果询问对象由于方言、文化水平低或认知水平差等原因不理解问题，可在不改变问题的主要意图的基础上用对方可以理解的语言重新询问。	**不要**因为你认为有更好的方法获得相同的信息而自创初始问题。你轻微的改动可能对初始问题的含义造成重大的不良影响。由于想用规范的方法来收集所需的信息，检查者均应该首先使用初始问题。只有在询问对象不理解初始问题的情况下，检查者才可以根据原意重新组织语言。
要询问附加的澄清问题，以获取受访者用自用词描述的细节，例如，“你能告诉我那是怎么回事吗?”或“你的意思是……?”	**不要**把检查当作核对清单或者”是/非”测试。

要	不要
要注意受访者的报告与已知症状信息之间的一致性。 **要**对不一致的地方温和地提出质疑。	**不要**害怕追问问题会冒犯受访者。事实上，当你试图澄清他们的答复时，受访者更可能觉得他们被真正地倾听了。
要确保你和受访者在评估每个问题时都聚焦在相同的（且适合的）时间段。	**不要**假设症状集中在同一时间段内，除非你已经澄清了时间段。举例来说，当你关注在 2 周时间段的可能重性抑郁发作中一同出现的症状时，受访者谈论的一个症状可能出现在一年前，而另一个症状可能出现在上一周。
要将重点放在获得判断所考虑的诊断标准要求的全部必要信息上。如上所述，这可能需要询问附加的问题。	**不要**将重点只放在得到 SCID 问题“是”或“否”的回答上。
要在精神病性症状有疑问时，认为受访者没有症状，将其评估为“否”。	**不要**将亚文化接受的宗教信仰或超价值观念视为妄想。 **不要**将思维反刍或强迫思维同听幻觉相混淆。
要确保每个记录为存在的症状均有诊断意义。	**不要**仅仅因为承认某个症状就认为它具有诊断意义。举例来说，如果某个受访者说“是”，他有睡眠问题，但他一直有睡眠问题，那么，在使用 SCID 进行重性抑郁发作的诊断时，该症状不应该记录为存在，除非睡眠问题在正评估的时间段内有加重。当发作性疾病（例如，重性抑郁发作）与慢性疾病（例如，持续性抑郁障碍）有叠加时，这一点尤为重要。
要注意双重否定，特别是在排除标准中。举例来说，如果受访者否认在紊乱起病期间使用了毒品或药物或者患了其他疾病，则评估为“是”（即确实没有躯体疾病或物质使用导致该紊乱）。	**不要**在你打算把排除病因标明为不存在的情况下，将要求相应病因不存在的排除标准评估为“否”（这时应将该诊断标准评估为“是”）。举例来说，如果诊断标准说“不能归因于某种物质（例如，毒品）、药物或其他躯体疾病的生理效应”，那么，评估为“否”意味着该紊乱是继发性的（即由于其他躯体疾病或物质/药物所致），而评估为“是”则意味着该紊乱是原发的，不是由于其他躯体疾病或物质/药物所致。

9. 其他躯体疾病和物质/药物病因与原发障碍的鉴别

这一章描述了器质性疾病排除标准的评估过程，SCID 评估的大多数障碍的诊断标准包含这条标准，且通常是每个诊断标准集最后的条目。这一诊断标准典型地出现方式如下："这次紊乱不能归因于某种物质（例如，毒品）、药物或其他躯体疾病的生理效应。"在评估这一标准时首先要考虑的是**在起病或症状恶化的时候**，该受访者是否正患有某种其他躯体疾病（无论急性的或慢性的）、正在服用或戒断某种药物、正大量饮酒或滥用毒品或戒断某种物质。因此，SCID-5-CV 与该诊断标准相对应的问题以如下方式开始："在这种情况开始之前不久，你有躯体疾病吗?""在这种情况开始之前不久，你有服用药吗?"以及"在这种情况开始之前不久，你有喝酒或使用毒品的习惯吗?"如果没有躯体疾病、药物使用或物质使用与症状出现或恶化的时间同步（即对这三个问题的回答均为"否"），则自动符合这条诊断标准，检查者可将该条目评估为"是"，表明该紊乱是原发的。问题所询问的时间范围并不一定是诊断评估所关注的人为限定的时间段（例如，对可能的目前重性抑郁发作最近 1 个月内症状最严重的 2 周，或对可能的既往躁狂发作症状最严重的 1 周），而是症状开始或显著恶化的时间点，明白这一点是重要的。因此，对 SCID-5-CV 这个节点来说，知晓症状是什么时候开始的就至关重要了。出于这个原因，在上述三个问题前还有一个这样的问题："若以下信息尚未知：这是什么时候开始的?"

注：访谈手册中的问题都是针对症状开始之前的情况，如果检查者认为症状明显恶化可能与躯体疾病或物质/药物使用相关，可以将访谈手册中的问题改为："在这种情况明显恶化之前不久，你有躯体疾病吗?""在这种情况明显恶化之前不久，你有服用药吗?"以及"在这种情况明显恶化之前不久，你有喝酒或使用毒品的习惯吗?"另外，如果病程很长，躯体疾病或物质/药物使用应该与精神症状长期共存，才可以诊断是由躯体疾病或物质/药物所致的（评估为"否"）。在躯体疾病康复或停用物质/药物后，精神症状应在 1 个月内有所缓解，若无明显缓解，则不能诊断是由躯体疾病或物质/药物所致的（评估为"是"）。

接下来需要考虑的是，躯体疾病、药物或毒品是否有可能导致正在询问的症状。为帮助检查者对此做出判断，诊断标准包括了特定症状的病因学上其他躯体疾病和病因学上物质/药物的列表，这些列表的大部分内容由 DSM-5 改编而来。

接下来的两节将讨论在判断精神症状是否是其他躯体疾病或物质/药物使用对中枢神经系统的直接效应所致的时候需要考虑的事项。如果检查者的结论是该症状实际上就是由于其他躯体疾病所致的或物质/药物所致的，则应在 SCID-5-CV 的诊断总评分表一章中标示出合适的诊断（即由于其他躯体疾病所致的精神障碍或物质/药物所致的精神障碍）。举例来说，考虑下对反复出现不可预期的惊恐发作受访者的评估。惊恐障碍诊断标准 C（条目 F21）要求检查者考虑惊恐发作是否归因于某种物质或其他躯体疾病的直接生理效应。如果受访者承认自己每天喝 5 杯咖啡，检查者应考虑惊恐发作与重度咖啡因摄入在病因学上相关的可能性，并询问受访者咖啡因摄入和惊恐发作的时间关系。如果检查者此时发现惊恐发作仅在重度咖啡使用时出现，则检查者应将此标准评估为"否"（即该症状不能归因于某种物质的直接生理效应的陈述是**不**正确的），检查者应做出咖啡因所致的焦虑障碍的诊断，并按照指导跳至第 100 页（广场恐惧症），从 F25 继续评估。然后在检查结束时，检查者应在物质/药物所致的焦虑障碍前的"终身"选项上画圈，以此标明存在咖啡因所致的焦虑障碍的存在，并写下相应的物质（即咖啡因）和 ICD-10 诊断编码（F15.8）。

9.1 判断症状是否由于其他躯体疾病所致的指南

本节提供了帮助检查者评估器质性排除标准中“由于其他躯体疾病所致”部分的指南，本节建立在 DSM-5 其他躯体疾病所致的精神障碍的诊断标准之上。一旦确定存在可能导致精神症状的其他躯体疾病，下一步就是判断精神症状和其他躯体疾病之间是否存在密切的时间关系。举例来说，精神病症状在其他躯体疾病起病之后开始吗，随着其他躯体疾病的病情波动起伏而好转或恶化吗，以及随着其他躯体疾病的缓解而缓解吗？

需注意，显示有密切的时间关系并不一定意味着存在生理层面的因果关系，后者是由于其他躯体疾病所致的精神障碍的必要特征。对躯体疾病的心理反应，正如诊断适应障碍的病例，也可能有密切时间关系的特点。举例来说，在麻痹性卒中后立刻出现的抑郁可能反映的是负责调节心境的大脑结构的损伤（生理层面的因果关系），也可能是患者对彻底丧失移动身体某一部位能力的心理反应（心理层面的因果关系）。而且，缺乏时间关系并不一定能排除因果关系。在一些情况下，精神症状可能是其他躯体疾病的首发症状，可能比躯体表现要早数月或数年（例如，甲状腺功能减退症、低睾酮症、脑部肿瘤）。反之亦然，精神症状也可能是相对较晚的症状，在其他躯体疾病起病数月或数年后才出现（例如，帕金森病的抑郁症状）。

另一个可能提示其他躯体疾病与精神症状之间病因学关系的因素是症状表现的不典型性。举例来说，在抑郁相对轻微的情况下出现体重的严重下降或老年受访者的首发躁狂，这些就是不寻常的临床表现，提醒检查者应该考虑共患的其他躯体疾病是病因的可能性。然而，我们必须承认，不典型性不一定是令人信服的证据，就其本质而言，精神病学表现在特定诊断的内部也有相当大的异质性。

最后，考虑是原发还是物质/药物所致的精神障碍最好地解释了症状，对检查者来说是重要的。精神症状最好作为对罹患其他躯体疾病这一应激因素的心理反应来解释吗（这种情况下诊断适应障碍更加合适）？受访者之前是否有相同类型的、不是由于其他躯体疾病所致的精神症状的发作（例如，既往复发性抑郁发作）？受访者正在滥用的物质或服用的药物会导致这种精神症状吗？受访者有考虑中的疾病的明显家族史吗？

需注意“由于其他躯体疾病所致的……”的诊断相对罕见。精神症状与其他躯体疾病共病（例如，重性抑郁障碍和心脏病）的情况要普遍得多。因此，当心存疑问时，检查者的默认假设应是其他躯体疾病**不**是病因（即精神障碍是原发的）。

9.2 评估物质/药物所致的精神障碍

本节提供了帮助检查者评估器质性排除标准中“由于某种物质的生理效应所致”部分的指南。在 DSM-5 中，“物质/药物使用”这一术语包括毒品、处方药或非处方药的使用。当物质/药物使用和精神症状同时出现时，它们之间关系的性质存在三种可能：

1. 精神症状是物质/药物使用的直接生理结果（例如，可卡因所致的抑郁障碍，在戒断期起病）。
2. 物质/药物使用可能是精神障碍的一种标示（例如，使用可卡因以自我治疗潜在的抑郁障碍）。
3. 精神症状和物质/药物使用在时间上可能纯属巧合。

当因果关系符合第一种情况时，可做出物质/药物所致的精神障碍的诊断。否则，应给予原发精神障碍的诊断。

为了做出物质/药物所致的精神障碍的诊断，首先必须确定物质/药物使用和精神症状的发展之间存在时间关系，而且从受访者使用的剂量和时间长短来说，物质/药物使用确实足以导致精神症状。此外，在做出症状是由于物质所致的结论之前，检查者也需要考虑其他非物质相关的解释（例如，这些症状代表长期存在精神障碍的复发）。

下列三条指南是为判断是否存在症状**不是**物质/药物所致的证据而制定的，以 DSM-5 “物质/药物所致的精神障碍”诊断标准 B 和 C (DSM-5 中文版，第 480 页）为依据。如果三条中的任何一条为真，就有理由做出结论，症状**不是**由于某种物质或药物的直接生理效应所致，因此症状应考虑为“原发”。

1. **是否有证据表明精神症状在物质/药物使用开始之前已存在？**精神症状在物质/药物使用之前就已出现的明确病史提示上述三类因果关系中的第二类（即使用物质以自我治疗），并强烈地支持症状不能由物质/药物使用来解释的假设。
2. **精神症状持续存在吗，甚至在很长时间的戒断（例如，1 个月左右）之后也是如此吗？**如果症状是物质/药物使用所导致的，则在中毒和戒断的急性效应消退之后，它们也应该随之缓解。如果在停止使用物质/药物很长一段时间以后症状仍继续存在，表示该症状代表原发性精神障碍(或者是由于其他躯体疾病所致的精神障碍)。尽管 DSM-5 建议等停止使用物质/药物 1 个月之后便足够了，但 1 个月的等待期只应视为一项宽松的指导。得出精神症状为原发的结论实际所需的戒断时间取决于诸多因素，包括所使用的特定物质/药物、剂量以及半衰期。
3. **是否存在其他证据更加支持用原发性精神障碍或由于其他躯体疾病所致的障碍来解释症状？**检查者应将许多因素纳入考虑，例如，明显的原发性精神障碍的家族史，与物质/药物使用无关的这些精神病症状的既往发作，以及可在病因学上解释这些精神症状的其他躯体疾病的证据。

10. 各模块的特殊说明

用户指南接下来的章节提供了 SCID 各模块的具体指导。建议你在浏览这些小节时准备好一本 SCID-5-CV 访谈手册在旁边以方便查阅。

10.1 SCID-5-CV 诊断总评分表

SCID-5-CV 诊断总评分表提供了评估为目前存在或既往存在的 DSM-5 诊断（及其诊断编码）的总结。每项诊断后的条目标签和页码参照标示出检查者是在 SCID-5-CV 何处做出诊断以及当检查者要确定诊断是否为目前时所需要参考的位置。举例来说，诊断总评分表中条目标签 C32 和页码 66 放在精神分裂症的诊断之后。在第 66 页上，第一个条目（条目 C32）就是做出精神分裂症诊断的位置。如果条目 C32 评估为“目前”，则检查者应该在诊断总评分表“调查结果”这栏精神分裂症诊断“目前”的选项上画圈。如果它没有评估为目前而是诊断为“既往”，检查者则应该在诊断总评分表中“既往”的选项上画圈。SCID-5-CV 的许多诊断仅仅评估目前的时间段，在这种情况下，“调查结果”这栏只有一个选项，如果诊断为目前存在则应该在上面画圈。与之相反，有些诊断只有“终身”或“既往”的选项，在这种情况下，如果诊断为终身或既往存在，则应该在“调查结果”这栏的选项上面画圈。

由于其他躯体疾病所致的精神障碍和物质/药物所致的精神障碍，可能在其他躯体疾病或物质/药物作为紊乱病因的排除过程中进行诊断，在诊断总评分表中只能做出“终身”的诊断。在诊断总评分表上，这些障碍的诊断的后方有多个页码参考（及相应的条目标签）（例如，由于其他躯体疾病所致的双相及相关障碍：第 29 页/**A49**，第 33 页/**A66**，第 38 页/**A84**，第 43 页/**A105**，第 71 页/**D12**），因为它们在 SCID-5-CV 中有多个位置进行诊断（例如，在目前躁狂发作、目前轻躁狂发作、既往躁狂发作、既往轻躁狂发作以及其他特定/未特定双相及相关障碍排除由于其他躯体疾病所致的或者物质/药物所致的病因诊断标准的评估过程中）。如果存在多段由不同躯体疾病或物质/药物所致的精神障碍发作，都要记录在总评分表上。

10.2 概述

概述作为引导部分，是 SCID-5-CV 的基础，有着许多重要的功能：

1. 在深入了解受访者的精神病理之前建立检查者和受访者之间的良好关系。
2. 允许受访者用自己的话描述自己的精神病理。
3. 为描述症状的发展过程提供一个背景基础。
4. 确定受访者的目前功能，这可能有助于判断目前症状的临床意义。
5. 探究受访者的既往功能，这可能有助于确定障碍的起病时间、未诊断精神障碍的存在以及躯体疾病和物质/药物使用的共病可能性，其中一些可能是目前或既往精神症状的致病因素。
6. 确定目前和既往的自杀观念和自杀未遂。
7. 揭示对自己精神病缺乏自知力的受访者目前或既往存在的妄想信念系统。

有时候妄想存在的唯一迹象是在概述中受访者报告但检查者没有马上理解的不寻常或不典型的行为或想法，例如，一名有被害妄想的受访者报告自己对邮政局提起过几次篡改邮件的诉讼。

鉴于概述的问题可能会包括受访者的整个生活史，做概述的挑战在于获取充分的信息，以理解受访者生活史的“全貌”(即精神疾病事件的大致顺序)，而不是纠缠于具体细节。而且，检查者不应该在概述中深究受访者症状的具体细节，因为这些在SCID各模块中会全面地涉及；精神病性症状是个例外，在概述中患者提及这些症状时就应该详细地探究。举例来说，如果受访者报告他因听到说话的声音而来寻求治疗，检查者应该立刻跟进，询问声音的具体细节（例如，“有多少个声音？他们对你说了什么?”)，而**不是**等到B模块的精神病性症状评估时才询问声音的具体细节。

概述一般用时 15—30 分钟，但是对于病史特别复杂或病史回忆困难的受访者，时间可能会大大延长。在完成概述的过程中，检查者应该注意可能会犯的以下两种错误:(1) 没有跟进受访者提供的重要信息（例如，没有询问既往因自杀未遂而住院的细节和背景）；(2) 过度探究与治疗计划相关而与SCID诊断无关的细节（例如，获取受访者一生中服用过的每种药物的名称及其确切剂量)。

概述几乎都是由从一般临床检查借鉴而来的开放性问题组成。因此，与在其他SCID章节中要求检查者严格地遵循问题的措辞及顺序不同，概述给予了检查者更大的灵活性，如果有临床需要的话，检查者可以修改问题的顺序和措辞，只要最后收集到概述所包含的所有信息即可。举例来说，如果在检查开始时，在“你和谁住在一起?”这一问题回答中，受访者解释说在最近一次住院后刚出院回家，而住院的原因是因为听幻觉命令他烧毁其父母的房子。这时比较合理的方式是马上询问他住院的情况，以及获取最近精神病性症状的更多细节，而不是继续询问概述的下一个问题。

初始问题最主要的作用是建立良好的关系，并提供潜在精神病理线索的背景信息（例如，如果受访者有残疾人联合会发放的精神残疾证，这一事实提示目前或既往存在相对严重的精神疾病)。工作经历的问题通常有助于发现目前或既往精神病史。举例来说，学业中断、既往工作表现有问题、有残疾等都是精神病理的潜在线索，需要仔细地追问以确定这些问题的原因。需注意，农民自给自足也算作是有报酬的工作。

接下来的部分把重点放在目前精神病理的存在、治疗史和躯体疾病病史。如果任何处方用药与所描述的疾病有出入，检查者一定要询问受访者。这通常会为受访者没有提到的问题提供线索。举例来说，受访者只报告了慢性抑郁，但过去接受过锂盐治疗，当询问为什么给他开锂盐时，他也许会描述可能的躁狂发作。当然，单凭处方用药或既往诊断都不足以给出SCID-5-CV诊断，除非实实在在的证据表明受访者符合该障碍诊断标准。当询问既往治疗史时，如果很显然受访者的病史特别复杂，跳至位于概述页中间部分(第12页）的治疗史记录表会有帮助。该表提供了按时间的前后顺序记录既往治疗史的框架。

当使用 SCID-5-CV 检查有精神病性症状且自知力有限的受访者时，在概述过程中常常需要依靠辅助信息以引出答复。举例来说，如果受访者没有主诉，而且否认知晓他被带到精神科病房的原因，检查者可以这么说：“入院记录上说你在浴缸中焚烧你的衣物，然后你妈妈报了警。那是怎么一回事?”许多情况下，如果受访者目前有精神病性症状，大部分信息可能需要从病历或其他知情人那里获取。

概述接下来的两节评估终身的和最近1周的自杀观念和行为。在SCID之前的版本中，自杀仅仅在目前或既往重性抑郁发作诊断标准A9的评估过程中进行评估。因为除了与重性抑郁障碍相关之外，自杀观念和行为可能与许多种其他障碍也相关，所以在概述中增加评估自杀的问题，不仅有助于诊断(例如，确认既往精神症状特别严重的时期)，也是为了评估受访者目前的人身安全。注意，自杀未遂必须出现伤害行为，而不只是出现伤害意图。

概述接下来将重点放在目前的时间范围（“其他目前问题”)，询问潜在的应激源、目前心境，以及目前酒精和物质的使用。

10.3 A 模块：心境发作和持续性抑郁障碍的评估

A 模块评估目前及既往的重性抑郁、躁狂和轻躁狂发作以及目前持续性抑郁障碍。使用从 A 模块收集到的信息以及分别在 B 模块和 C 模块中评估出的精神病性症状和精神病性障碍的结果，可在 D 模块中对双相Ⅰ型障碍、双相Ⅱ型障碍和重性抑郁障碍做出确切诊断。

10.3.1 目前重性抑郁发作的评估（A1—A17）

诊断标准 A. *确定至少 2 周的病程*。当检查者开始询问一次可能的重性抑郁发作时，第一项任务是确定最近 1 个月内是否存在长达 2 周的抑郁心境和/或兴趣或愉悦感减退。如果对抑郁心境的病程是否真有 2 周存在疑问，检查者无论如何都应该询问具体的症状。事实证明受访者在第一次被询问时往往会将问题最小化，而通过细想后会回忆起自己实际上已经有整整 2 周的症状了。

确定症状在同一个 2 周时间段内一起出现。一旦确定抑郁心境或者兴趣或愉悦感减退持续了至少 2 周，且在几乎每天大部分时间都存在，接下来的任务便是判断是否有至少 4 个其他症状在同一个 2 周的时间段内几乎每天出现。要做到这点，首先要同受访者确定最近 1 个月内“目标”的 2 周时间段，然后通过在问问题的时候定时地提醒受访者这一时间范围，以确保受访者清楚接下来的问题仅仅指的是这 2 周（例如，“在最近 1 个月的前 2 周内，你的睡眠如何?”）。最近 1 个月内任何 2 周都可以作为目标，一般建议检查者要关注最近 1 个月内受访者认为最严重的 2 周。如果受访者报告整个月的抑郁心境都差不多，检查者应该关注最近 2 周。注意，如果目前发作最严重的时期其实是在 1 个月以前（即抑郁心境在最近 1 个月内已部分缓解），检查者仍应关注最近的 4 周，以判断是否符合目前重性抑郁发作的诊断标准。如果最终不符合诊断标准，检查者应继续评估既往重性抑郁发作，将最近 1 个月之前最严重的时期作为焦点。

复合条目的评估。重性抑郁发作的几条诊断标准包含了多个子成分［例如，诊断标准 A(3)、A(4)、A(5)、A(7)、A(8) 和 A(9)］，其中有些子成分是截然相反的（例如，失眠和睡眠过多，精神运动性激越和精神运动性迟滞）。将这些条目评估为“是”反映了某个子成分的存在（例如，在这 2 周内几乎每天失眠**或**睡眠过多）。

评估重性抑郁发作时常犯的错误如下：

- 评估重性抑郁发作时最常犯的错误之一是检查者未能确保在询问开始时确定的 2 周时间范围内每个症状几乎每天存在。因此我们强烈建议检查者即使是烦琐枯燥地重复，也要在每个症状后专门询问“几乎每天吗?”，因为没有其他方法能确保每一个条目都会像重性抑郁发作标准集所要求的那样符合持续性的标准。为强调这一点，在“几乎每天”这个短语下面添加了下划线以作为提醒。不应该因为前几个症状在这 2 周的时间段内几乎每天都存在，便认为余下的每个症状也持续了 2 周，因为每个症状可能有自己独立的病程（例如，睡眠和食欲的改变可能在所询问的 2 周时间段内几乎每天存在，但是疲乏和注意力集中困难可能只在少数日子里出现）。需注意诊断标准 A(9)（反复出现的死亡想法、自杀观念、自杀未遂或具体计划）是唯一一个不要求几乎每天存在的诊断标准，反复出现的自杀观念或单次的自杀未遂均足以评估为“是”。

- 第二个常见的错误是忽略了建立一个明确的 2 周时间范围作为整个诊断标准 A 的参照。正如在诊断标准 A 开始时所提及的，即便对目前重性抑郁发作询问的初始时间范围是“在最近 1 个月内”，真正的要求是 5 个（或更多）症状出现在同一个 2 周的时间段。忽略了将问题限定在 2 周的时间范围内会导致受访者认为每个条目要求的最短病程是 1 个月而非仅仅 2 周。即使检查者明确地表达了关注的仅仅是特定 2 周的时间段，仍然建议在评估重性抑郁发作诊断标准 A 的 9 个条目的过程中至少有 1—2 次提醒受访者所适用的时间范围。
- 第三个可能导致评估错误的问题是将在其他躯体疾病共病背景下出现的症状计算在内。其他躯体疾病可能表现出与抑郁发作特征性症状相同的症状（例如，体重减轻、失眠、疲乏）。这些症状在什么情况下应归因于抑郁或其他躯体疾病呢？DSM-5 的规定是将这些症状视为重性抑郁发作的一部分，除非它们明显归因于其他躯体疾病。举例来说，完全可以用支气管炎患者的频繁夜间咳嗽来解释的失眠不应该算作符合诊断标准 A(4)。
- 最后一个问题是，是否将这次发作起病前就存在的症状（例如，慢性失眠）视为重性抑郁发作的一部分。诊断标准 A 的起始部分要求每个症状“代表之前功能的改变”。因此，只有慢性症状在抑郁发作期间明显加重的情况下才应计入重性抑郁发作的诊断。举例来说，如果受访者通常需用 30 分钟才能入睡，自抑郁发作开始之后要用 2 个小时才能入睡，那么，将诊断标准 A(4) 评估为此次发作时存在是合理的。如果本次发作持续的时间较长，检查者应该将在本次发作开始之后出现的慢性症状纳入考虑范围内；对于在本次发作之前存在的症状，除非它们在本次发作之后明显恶化，否则不考虑。

诊断标准 A(1)——抑郁心境。抑郁心境可以是直接承认（例如，“我一直感到抑郁”或“我无法停止哭泣”）；也可以表现为众多同义词中的一个（悲伤、忧郁、爱哭、空虚、闷闷不乐）；还可以表现为 DSM-5 中的新增内容：无望感。另外，如果受访者报告别人说他看上去抑郁或情绪低落，该诊断标准亦可被评估为存在。重性抑郁发作的抑郁心境可根据其持续性和严重程度与“一般的”(即非病理性的）抑郁相鉴别。如要计入这条诊断标准，受访者的抑郁心境必须持续至少 2 周，且几乎每天的大部分时间都存在。需注意，即使观察信息与受访者的报告相反，仍可根据观察信息将该诊断标准评估为“是”(例如，一名坚忍的老年受访者否认抑郁了，但是护理人员报告受访者一直泪流满面)。

诊断标准 A(2)——兴趣或愉悦感减少。虽然重性抑郁发作最主要的症状是抑郁心境，但有时候在缺乏主观抑郁感受的情况下也可进行诊断。有些受访者，尤其是那些病情严重的人，已经丧失了感知悲伤的能力。其他受访者可能是因为自身具有的认知风格所处的文化背景、悲伤的感受被淡化了。对于这类受访者，兴趣或愉悦感的丧失可当作“抑郁等位症状”，并可在确定了适用于诊断标准 A(3) —A(9) 的 2 周时间段后，代替抑郁心境。鉴于诊断标准 A(2) 的双重功能（即作为抑郁等位症状和作为重性抑郁发作的 9 个症状之一)，根据所适用的功能不同而提供了两种不同的提问措辞方式（由带括号的箭头连接)。如果检查者已经确定了存在持续至少 2 周的抑郁心境 [即诊断标准 A(1) 被评估为“是”]，则应询问第一个问题，以判断在之前确定的抑郁心境期间是否也存在兴趣或愉悦感的减退。如果没有证实存在长达 2 周的抑郁心境时间段，则应询问第二个问题，以判断是否存在长达 2 周的几乎每天大部分时间都有的兴趣或愉悦感减退。该症状存在的证据可以是受访者报告一般的愉悦感显著减退（例如，“再没有什么能令我高兴了”)，也可以是具体的例子（例如，不再阅读、看电视、看电影、与朋友或家人交往或者做爱)。评估这个条目时需注意，评估为“是”并非要求兴趣或体验快乐能力的完全丧失，存在体验愉快的能力显著下降的证据就足够了。

诊断标准 A(3)——食欲/体重改变。如果在 2 周的目标时间段内存在显著的食欲改变，无论是增加还是减退，**或**体重的显著改变，此条目都应评估为“是”。鉴于在 2 周的时间范围内出现明显的体重改变相对少见，SCID-5-CV 首先询问的是食欲改变。如果没有显著的食欲改变，检查者才需询问体重改变。然而，需要注意的是，在没有相应食欲改变的情况下，体重的显著改变提示其他躯体疾病可能才是体重改变的原因。另外，还需注意，这个条目的第一部分关注的是食欲而非食物的摄入量，因此，仅在受访者承认食欲显著改变的情况下才应评估为“是”。

诊断标准 A(4)——睡眠紊乱。失眠有多种表现形式，其中的任何一种都可算作符合这个条目。它们包括入睡困难、夜间多次醒来，以及比这个人正常情况下醒来的时间要早得多并且醒后无法再次入睡。睡眠过多指人睡得比正常情况多了许多。为了证实睡眠模式对受访者来说确实存在改变，重要的是判断本次发作的抑郁心境或者兴趣或愉悦感减退开始之前的典型睡眠模式。需注意，由于个体对睡眠需求存在很大的差异，定义失眠或睡眠过多的绝对小时数不仅是困难的，而且也可能不是很有意义。然而，一般来说，通常比日常的睡眠多睡或少睡 2 个小时就构成了睡眠过多或失眠。另外，还需注意，如果某人一天的大部分时间都卧床但没有入睡，不应评估为睡眠过多。

诊断标准 A(5)——精神运动性改变。精神运动性激越和抑制是指躯体活动和思维速度的改变。虽然许多抑郁患者描述有主观的坐立不安或迟缓，但是只有当症状对外部观察者明显可见时，才可算符合诊断标准 A(5)（例如，受访者看起来动作迟缓或者来回踱步或无法静坐）。如果症状目前不存在或者检查者无法观察到，则必须有对既往激越或迟缓具有说服力的行为学描述，且严重到能被他人观察到。确保将精神运动性抑制中迟缓的感觉（例如，“我感觉就像在一桶糖浆中行走一样”）与没有动力做任何事的感觉［诊断标准 A(2) 中评估］以及没有精力的感觉［诊断标准 A(6) 中评估］相鉴别。

诊断标准 A(6)——疲劳或精力不足。有该症状的受访者可能报告总是感觉累，提不起劲，总是感觉“虚弱”，或在轻微的躯体活动后便感觉精疲力竭。当受访者主诉什么事也不想做时，检查者应该区分精力缺乏［诊断标准 A(6)］与可能同时存在的兴趣或动力丧失［诊断标准 A(2) 中评估］。

诊断标准 A(7)——无价值感或内疚。评估这个条目时要仔细，因为当抑郁的受访者没有完全符合重性抑郁发作综合征时，常常承认感觉自己不好或感觉内疚。实际上该条目要求更严重的自我感知紊乱——要么感觉无价值，**要么**感到过分的或不适当的内疚。虽然受访者经常报告因为自己的问题给别人带来了负面影响而感到内疚（“我真是个负担，我感到很内疚”），但是这种感受不应视为该诊断标准所要求的“过分的或不适当的内疚”。真正的阳性回答需要有夸大的且不适当的内疚的证据（例如，“我感觉我已永远地毁掉了我的家庭”），要超出受访者对患病的自责。

诊断标准 A(8)——认知紊乱。重性抑郁发作的认知损害有时严重到堪比痴呆。在损害程度较轻但依然显著的情况下，由于无法过滤掉忧郁的想法，受访者可能无法将注意力集中在任何活动上（例如，看电视、读报纸）。检查者应该注意，该症状造成的功能损害会由于受访者的基本情况不同而有差异。举例来说，一位理论数学家可能依然能看电视，却无法专注于数学证明——在这种情况下，足以评估为“是”。需注意，该条目的第二部分评估的是另一种功能损害（即犹豫不决）。有此症状的受访者可能会报告，即便是简单的决定也会让他手足无措，如当天穿什么衣服或午餐吃什么。

诊断标准 A(9)——自杀观念。这是唯一一个不需要在至少 2 周内几乎每天都存在就能评估为“是”的症状。任何反复出现的死亡的想法（而不仅仅是害怕死亡）、反复出现没有具体计划的自杀观念、单次自杀未遂或存在实施自杀的具体计划都足以评估为“是”。频繁想到的被动自杀意念也足以评估为“是”，例如，“我死了会更好”或“如果我死了，我的家人会更好”。如果目前存在自杀观念，检查者必须判断观念的性质（主动的还是被动的自杀观念）并采取适当的措施。无自杀意图的自伤行为（例如，割伤、烧伤）可能是对愤怒或挫败的表达，或者旨在控制强烈的情绪，应被评估为“否”。

诊断标准 B——临床意义。DSM-5 大多数障碍都包含“临床意义”诊断标准，目的是为了强调一个要求，即症状模式必须导致损害或痛苦才能诊断为精神障碍。在大多数情况下，在引出那些支持抑郁综合征各条目评估的描述性信息的过程中，检查者已经知晓症状对受访者的生活有显著影响的事实。然而，如果症状对受访者功能的影响尚不清楚，则需通过提供的附加问题来确定症状对受访者学业、工作以及社会功能的影响。

诊断标准 C——不是由于其他躯体疾病所致的也不是物质/药物所致的。该诊断标准指导检查者考虑并排除其他躯体疾病或物质/药物作为致病因素。可跳至本书第 9 章“其他躯体疾病和物质/药物病因与原发障碍的鉴别”，参考如何评估这条标准的讨论。如果检查者判定诊断是由于其他躯体疾病所致的抑郁障碍或物质/药物所致的抑郁障碍，该诊断应该记录在诊断总评分表中抑郁障碍的下方。

发作次数。在评估为“是”标明符合目前重性抑郁发作的诊断标准之后，检查者按照指示要粗略地估计总的发作次数，用来稍后决定重性抑郁障碍是单次发作还是反复发作。这要求受访者报告他有多少次独立的重性抑郁发作——这并不意味着检查者必须询问每次发作的每个症状。需注意，根据 DSM-5 对重性抑郁障碍“反复发作”的定义，必须有至少连续 2 个月达不到重性抑郁发作标准的间歇期，才考虑发作为相互独立的。因此，并不要求在发作之间有完全无症状的时间段。

10.3.2. 既往重性抑郁发作的评估（A18—A37）

如果症状不符合目前发作的诊断标准，检查者需要详细地询问任何既往时间段内的抑郁心境或者兴趣或愉悦感减退。因为一些受访者可能在回忆多年前出现的特定症状的存在与否和时间关系上有困难，所以检查者有必要在既往抑郁期选出特定的 2 周时间段作为后续 8 个问题的目标时间段。我们推荐使用假期、季节或其他生活事件（例如，生日、毕业）作为“路标”，以限制到抑郁最严重的 2 周。为了让这段时间成为受访者思维的焦点，另一种策略是询问那段时间与个人生活相关的背景因素的具体问题（例如，“当时你在哪里居住？在哪里工作？在哪个学期或哪个年级上学？”）。仔细回顾受访者过去经历的过程，有助于将这个时间段从一个抽象的概念（即“10 年前当我抑郁的时候”）转化成更生动的记忆，这样对特定症状的报告会更有效。举例来说，假设受访者报告他在大学三年级抑郁了几个月。检查者可以尝试用如下方法精确地定位 2 周的时间段：“我知道很难如此精确，但我需要你重点关注症状最严重的 2 周。你是在大学三年级的秋季学期还是春季学期感到抑郁的？”受访者回答“春季。”检查者则询问：“是在春假之前还是之后？”“离期末考试有多近？”等。我们承认这一过程相对耗时，而且一些检查者在开始评估既往重性抑郁发作前可能很想接受受访者提供的模糊的时间范围。因为对诸如“在 8 年前你抑郁的那段时间里，你的食欲如何？”这类问题，受访者的回答可能缺乏有效性，所以我们强烈推荐花时间和精力构建一个肯定、明确的时间范围。

在受访者报告一生中有不止一次既往发作的情况下，检查者应该确定哪次发作是“最严重的”，跟进问题应围绕这次“最严重的”发作中最差的 2 周。然而，这条原则有几个例外：

1. 如果最近 1 年内有 1 次发作，即使它不是“最严重的”，检查者也应首先询问这次发作。因为它时间更近，受访者可能对症状细节的记忆更清晰。
2. 当有多次发作可供选择时，理应选择受访者在那期间既**没有**正在使用已知可导致抑郁的物质/药物，又**没有**罹患可能导致抑郁的其他躯体疾病的那些发作。举例来说，如果受访者报告了 2 次既往发作，较严重的那次发作出现在重度可卡因使用期间，而较轻的那次发作出现在很长的戒断期间，检查者则应该从后一次发作（未使用物质的时期）开始检查，只有在后一次发作不符合重性抑郁发作诊断标准时才考虑前一次发作（与可卡因使用共病）。

记住，根据 SCID 的算法，**只有**在**不**符合目前重性抑郁发作诊断标准的情况下才需对既往重性抑郁发作进行详细的症状学评估（即目前没有抑郁心境或者虽有抑郁心境但伴随的症状不足以符合目前重性抑郁发作的诊断标准）。

注意，当检查者询问既往发作时，条目 A18 和 A19 引导问题的具体措辞（即“你任何时候是否有过一段时间……”）应根据之前关于目前抑郁心境或者兴趣或愉悦感减退的引导问题［对应于目前重性抑郁发作诊断标准 A(1) 和 A(2)，条目 A1 和 A2］的回答而进行调整。如果对其中任一问题的回答为“是”（表示存在目前时间段的抑郁心境或者兴趣或愉悦感减退，但最终不完全符合重性抑郁发作诊断标准），检查者按照指导应该用短语（字体加下划线用来帮助识别）“在你一生的任何时候，是否有过另外一段时间几乎每天大部分时间都感到抑郁或情绪低落？”来替换“你任何时候是否有过一段时间……？”。

当评估目前重性抑郁发作时，如果任何一条主要诊断标准被评估为“否”，检查者应跳过目前重性抑郁发作的评估并继续既往重性抑郁发作的评估。当检查者已经清楚正在评估的既往重性抑郁发作不符合诊断标准时，如果存在多个既往抑郁时间段，那么在跳过既往重性抑郁发作评估并继续目前躁狂发作评估之前，应先考虑其他时间段是否会完全符合既往重性抑郁发作的诊断标准。在两种情况下，某次发作比选定的发作更有可能完全符合重性抑郁发作诊断标准：1）检查者根据 SCID-5-CV 指导语，决定把重点放在最近 1 年的一次发作而非个体以往“最严重的”那次，或 2）受访者理解的“最严重的”发作不同于重性抑郁发作诊断标准的要求（即受访者选择了最痛苦的那次发作，但症状相对较少或对功能影响较小）。

既往重性抑郁发作诊断标准 A 的 9 个条目问题除了询问的是过去的时间段之外，内容均与目前重性抑郁发作中对应的问题一致。

将目前重性抑郁发作，部分缓解评估为既往发作。有时受访者会在重性抑郁发作，部分缓解时接受 SCID-5-CV 检查。举例来说，2 个月前受访者可能有抑郁伴持续的兴趣丧失、失眠、食欲不佳、缺乏精力和自杀观念。在 SCID-5-CV 检查时，他的抑郁心境和兴趣丧失仍持续存在，但是他现在睡眠好转，食欲恢复正常且不再想自杀。因此，当检查者评估 SCID-5-CV 的目前重性抑郁发作时，受访者的症状不符合目前重性抑郁发作（最近 1 个月）的诊断标准。然而，当检查者评估既往重性抑郁发作时，受访者的症状会符合既往重性抑郁发作的标准（2 个月之前起病）。在诊断总评分表中，受访者的病情应诊断为重性抑郁障碍，部分缓解。

10.3.3 目前躁狂发作的评估（A38—A53）

记住，就 SCID 而言，“目前”指整个的最近 1 个月，因此受访者不必非要在检查时表现出躁狂才能诊断为有目前躁狂发作。

诊断标准 A. ***诊断标准 A（第一部分）——异常的心境高涨或易激惹 + 活动增多或精力旺盛***。在 SCID-5-CV 中，诊断标准 A 分成了两个独立的部分，以便在诊断标准第一部分不存在的情况下可将躁狂发作和轻躁狂发作的诊断都排除。第一部分（条目 A38）确定在一段明确的时间段内有异常的心境高涨、膨胀或易激惹，伴活动增多或精力旺盛，至少持续几天，这一点是躁狂发作和轻躁狂发作都要求要有的特征。(括号内的短语“至少持续几天”，实际上并非 DSM-5 诊断标准的一部分，加上它是为了提供症状的最短病程，以便在这个条目被评估为“否”的情况下，有理由跳过目前躁狂和目前轻躁狂发作的评估。）此诊断标准反映了 DSM-5 的要求，存在异常且持续的心境高涨、膨胀或易激惹，并伴有持续的活动增多或精力旺盛。

为确保检查者不会忽视询问易激惹的心境，关于易激惹的询问被单独作成了一个问题（即“你是否曾有几天每天大部分时间都感到易激惹、生气或者易怒?”)。受访者经常会描述数个时间段的易激惹，它们是与重性抑郁发作相关的特征或者是作为人格问题症状的习惯性易激惹。真正体现躁狂发作的易激惹对于本人来说是异常强烈的（例如，相比仅仅是跟配偶“急”，他向客户服务代表疯狂地咆哮)，而且根据定义必须伴有活动增多和精力旺盛，这些特征在易激惹的抑郁或人格障碍中是不常见的。然而，如果对易激惹是否是躁狂或轻躁狂发作的一部分存有疑问，检查者应继续询问全部的躁狂（或轻躁狂）症状问题，以判断易激惹是躁狂或轻躁狂发作的症状，还是能由其他疾病（例如，抑郁）更好地解释。

诊断标准A（第二部分）——1 周的病程。躁狂发作和轻躁狂发作的诊断标准集在症状学上是一致的，但在最短病程（躁狂发作的最短病程为 1 周，而轻躁狂发作的最短病程为 4 天）和严重程度（躁狂发作导致显著的功能损害，而轻躁狂发作根据其定义**绝不能**导致显著的功能损害）上是不同的。诊断标准 A 的第二部分（条目 A39）的作用是通过病程鉴别这两种发作（即如果高涨/易激惹心境的病程短于 1 周，检查者应根据指导跳至条目 A54 去检查目前轻躁狂发作）。需注意，如果发作严重到需要住院，则即使发作病程短于 1 周，也符合躁狂发作的要求。

如果问题按照以下顺序出现，评估心境高涨和心境易激惹的独立问题可能导致诊断算法的错误：

- 检查者询问受访者是否在一段明确的时间内有异常的心境高涨或欣快，并有活动增多和精力旺盛。
- 受访者回答“是”，有理由将诊断标准 A 的第一部分评估为“是”。
- 检查者接着向受访者询问病程。
- 受访者表示心境高涨只持续了 5 天（未住院)，因此检查者跳至目前轻躁狂发作的评估（排除目前躁狂发作的诊断)。

在此顺序下，检查者并不知道是否在一段明确的时间内有心境易激惹（如果受访者开始时对心境高涨的问题给予了肯定回答，就没有问及易激惹的问题)。有可能受访者有持续 1 周或以上的异常心境易激惹并伴有活动增多和精力旺盛，这就说明需继续评估躁狂发作的诊断标准。因此，SCID-5-CV 诊断标准 A 的第二部分添加了一条**注**，指导检查者在跳过目前躁狂发作的评估之前务必核实是否有至少 1

周的心境易激惹（即“若心境高涨持续不足 1 周且无须住院，在跳至第 30 页之前，检查有无一段时间心境易激惹持续了至少 1 周”）。

为确保躁狂症状在同一周内同时存在，有必要在最近 1 个月内确定一个 1 周的时间范围（类似于目前重性抑郁发作的评估，它要求症状在一个确定的 2 周时间段内同时存在）。因此，检查者以询问受访者在最近 1 个月内什么时候最躁狂开始评估。如果在最近 1 个月内严重程度较为一致，那么应将最近 1 周作为时间范围。

诊断标准 B. 重要的是要记住，诊断标准 B 的症状必须在心境高涨或心境易激惹的时间段内出现且需持续存在并有临床意义，才可算作诊断标准 B 的症状。

诊断标准 B(1)——自我评价过高或夸大。夸大或自我评价过高必须是明显不合理的；仅仅是比平常更为自信并不足以被评估为“是”。

诊断标准 B(2)——睡眠的需求减少。如果要将诊断标准 B 的这一条目评估为“是”，受访者应该报告在仅睡了几个小时之后就感觉休息好了。典型的受访者会感到自己根本不需要睡觉，报告觉得充满动力或“兴奋”，并无法安静下来睡觉。区分诊断标准 B(2) 与失眠是重要的——虽然两者都以比平时睡眠时间减少为特点，但失眠患者是想睡觉却无法入睡，而且第二天感到疲倦。

诊断标准 B(3)——更健谈或有持续讲话的压力感。更健谈表现在语速和语量两个方面。说话常有种被驱使的感觉，好像有太多话要说却没有足够的时间去说。如果在检查过程中出现这种情况，检查者要打断受访者的长篇大论可能会非常难。

诊断标准 B(4)——意念飘忽或思维奔逸。这一诊断标准可以根据受访者主观报告的思维奔逸或根据临床判断存在意念飘忽（根据对受访者思考模式的观察或根据病史）来评估为“是”。意念飘忽包括联系松散的想法，受访者从一个话题飞快地跳到另一个话题，但话题间仅有一丝主题上的联系。在某些情况下，联系可能是根据发音而不是意义（音联）。

诊断标准 B(5)——随境转移。随境转移指当试图专注于某项特定任务时无法过滤掉外界刺激（即来自个体之外的刺激）。举例来说，受访者可能由于街道上的警笛声分心而难以专注于检查者的问题，并可能在检查中突然站起来去查看外面发生了什么事。因为自己的思维奔逸而分心不可评估为“是”。

诊断标准 B(6)——目标导向的活动增多或精神运动性激越。作为心境高涨、精力旺盛或自尊心增强的后果，受访者可能比平常更多地参与社交、工作、学习或性方面的目标导向活动。典型的“躁狂”活动包括晚上随时打电话给朋友，无休止地发微信或电子邮件，开始新的创意项目或性生活更频繁。另外，活动增多可能更弥散并表现为精神运动性激越（即无目的非目标导向的活动，例如，踱步或静坐不能）。

诊断标准 B(7)——过度参与高风险活动。为了追求快乐、兴奋或刺激，或者仅仅是由于躁狂时判断力差，受访者可能会在没有考虑可能出现的不良后果的情况下，参加与其性格不符的活动。典型的例子包括：将大量的金钱花在奢侈品或服务、给别人的礼物或者昂贵的度假上；进行轻率的性行为；鲁莽驾驶；或者愚蠢或高风险的商业投资。

须至少有 3 项症状，若仅有心境易激惹则需至少 4 项症状。符合诊断标准 B 所需的条目数量取决于将诊断标准 A 编码为“是”的根据是心境欣快或仅仅是心境易激惹。如果存在心境欣快，只需要 3 个诊断标准 B 条目存在。仅有易激惹的躁狂则需要至少 4 个诊断标准 B 条目存在，以将其与易激惹的重性抑郁发作进行鉴别。

诊断标准 C——导致显著的功能损害、需要住院或精神病性症状。将躁狂和轻躁狂发作进行比较就会发现，这两种障碍症状相同，但在最短病程和严重程度上有差别。正如这条诊断标准所示，躁狂发作的症状必须足够严重，以致导致了显著的功能损害、需要住院或伴精神病性特征。否则应考虑轻躁狂发作的诊断（在大多数情况下，如果检查者已到达了诊断标准列表的这个点，肯定会诊断轻躁狂）。因此，如果将诊断标准 C（条目 A48）评估为“否”，检查者根据指示应跳至目前轻躁狂发作的诊断标准，从诊断标准 C 的条目 A63 继续（因为符合躁狂发作诊断标准 A 和 B 意味着必然符合轻躁狂发作对应的诊断标准 A 和 B）。

诊断标准 D——并非由于其他躯体疾病所致或者物质/药物所致。这条诊断标准指导检查者去考虑并排除其他躯体疾病或物质药物作为病因的情况。可跳至本书第 9 章“其他躯体疾病和物质/药物病因与原发障碍的鉴别”，参考如何评估这条诊断标准的讨论。如果检查者确定诊断是由于其他躯体疾病所致的双相及相关障碍或者物质/药物所致的双相及相关障碍，应在诊断总评分表中记录该诊断。

注意，对于由抗抑郁躯体治疗（包括光疗和电抽搐治疗）引发的且持续时间超过这些治疗的生理效应的躁狂发作，按 DSM-Ⅳ的规则应被视为物质/药物所致，但在 DSM-5 中，它们被视为真正的躁狂发作。因此，对于这类发作，这条诊断标准应评估为“是”。

10.3.4 目前轻躁狂发作的评估（A54—A70）

诊断标准 A——心境紊乱+活动增多或精力旺盛持续 4 天。在 SCID-5-CV 中跳至轻躁狂发作评估的第一个路径是在评估目前躁狂发作诊断标准 A 第二部分时跳出躁狂发作评估（即躁狂发作诊断标准 A 的第一部分评估为“是”，表明存在一个时间段的心境欣快、心境高涨或心境易激惹，并伴有持续数天的活动增多或精力旺盛；然后诊断标准 A 的第二部分评估为“否”，表明病程没有达到躁狂发作所需的至少 1 周）。在大多数情况下，要评估这条诊断标准，检查者只需确定心境紊乱+活动增多或精力旺盛是否连续存在至少 4 天。（第二个跳至轻躁狂发作评估的路径是目前躁狂发作症状持续时间超过 7 天，但在询问躁狂发作时发现这些症状没有导致显著的社会功能损害，所以从躁狂发作的诊断标准 C 跳至轻躁狂发作的诊断标准 C 继续评估。）

因为最近 1 个月内可能有多次持续至少 4 天的轻躁狂时间段，所以要求检查者判断哪一次是“最严重的”，并将本节余下问题的重点放在这个时间段。

诊断标准 B——轻躁狂症状的综合征。根据定义，轻躁狂发作严重到足以与“正常的”心情好区分开来（见诊断标准 C 和 D），但尚未严重到造成显著的功能损害（见诊断标准 E）。从该诊断标准可以看出，对特定轻躁狂症状的描述在字面上与对躁狂发作的定义是完全一样的，仅根据严重程度将二者相区分。如需更多信息，参阅本书第 10.3.3 节“目前躁狂发作的评估”中诊断标准 B 的注释。

诊断标准 C——明确的功能改变。要将这条诊断标准评估为“是”，检查者必须确认心境改变及其他症状导致了明确的功能改变（例如，工作效率提高），且这一改变不是个体功能在非发作期间的典型表现。

诊断标准 D——可被他人观察到的功能改变。为了进一步确定心境的改变是显著的，这条诊断标准要求功能改变可被他人观察到，用他人对受访者行为改变进行评价的例子来代替知情人的信息是可接受的。如果仅仅本人主观感觉到心境高涨，但未被他人证实，则应评估为“否”。

诊断标准 E——没有显著的损害。该诊断标准与躁狂发作诊断标准 C 截然相反，要求轻躁狂症状**不应**严重到导致显著的功能损害或必须住院，**还不应**伴有精神病性症状。当检查者将诊断标准 E 评估为“否”，即排除目前轻躁狂发作的诊断时，有两种处理方式。

第一种方式是如果受访者严重到需要住院治疗，或者存在显著损害或伴有精神病性症状且持续至少 1 周，检查者应该返回目前躁狂发作的评估，从条目 A39（诊断标准 A 第二部分）开始重新评估，并将对目前轻躁狂发作症状的评估（条目 A54—A62）抄录至目前躁狂发作症状的评估处（条目 A39—A47），然后将目前躁狂发作诊断标准 C（条目 A48）评估为“是”，表明症状足够严重到导致显著的功能损害、必须住院或存在精神病性症状。

第二种方式是如果受访者无须住院治疗，但伴有精神病性特征或存在显著损害，且整个发作持续 4—6 天，跳至第 34 页（既往躁狂发作）。评估后，若不符合既往躁狂发作的诊断标准，将此次严重但短暂的发作诊断为“目前其他双相及相关障碍”，D36，第 77 页。

诊断标准 F——并非由于其他躯体疾病所致或物质/药物所致。该诊断标准指导检查者去考虑和排除其他躯体疾病或物质/药物作为病因的情况。可跳至本书第 9 章“其他躯体疾病和物质/药物病因与原发障碍的鉴别”，参考如何评估这条诊断标准的讨论。如果检查者认为诊断是由于其他躯体疾病所致的双相及相关障碍或者物质/药物所致的双相及相关障碍，应将这一诊断记录在诊断总评分表中。

注意，如果轻躁狂发作是由抗抑郁躯体治疗（包括光疗和电休克治疗）所引发的，且持续时间超过了治疗的生理效应，DSM-5 将其考虑为真正的轻躁狂发作而非 DSM-Ⅳ中的物质/药物所致。因此，对于这类发作，应将该诊断标准评估为“是”。

10.3.5 既往躁狂及轻躁狂发作的评估 (A71—A110)

如果符合了目前躁狂发作的诊断标准，则无须再评估是否存在既往躁狂发作，因为只要受访者以往有一次躁狂发作便足以确定双相Ⅰ型障碍的诊断。然而，如果不符合目前躁狂发作的诊断标准，但符合目前轻躁狂发作的诊断标准，仍然有必要检查是否符合既往躁狂发作诊断标准以确定是双相Ⅰ型障碍还是双相Ⅱ型障碍。

与既往重性抑郁发作的评估一样，评估既往躁狂和既往轻躁狂发作时，检查者必须选出一个特定的时间段（躁狂发作为 1 周，轻躁狂发作为 4 天）作为后续 7 个问题的目标时间段。我们建议使用假日、季节或其他生活事件（例如，生日、毕业）作为"路标"，以缩小到躁狂/轻躁狂症状最严重的时间段。为了让这段时间成为受访者思维的关注焦点，另一种策略是询问与受访者那段时间生活相关的背景因素的具体问题（例如，"当时你住在哪里？在哪里工作？在哪个学期或年级上学？"）。这一仔细回顾受访者过去经历的过程有助于将这个时间段从一个抽象的概念（即"10 年前我特别兴奋和高兴过了头的时候"）转化成更生动的记忆，因此，对特定症状的报告会更有效。

在受访者报告了不止一个既往躁狂或轻躁狂时段的情况下，检查者应该确定哪个时间段发作是最严重的，将跟进问题的重点放在"最严重的"1 周（对于躁狂发作）或 4 天（对于轻躁狂发作)。然而，这条规定有一些例外的情况：

1. 如果在最近 1 年内有 1 次躁狂或轻躁狂发作，即便它不是受访者以往发作中最严重的，检查者也应询问这个时间段，因为它时间更近，受访者可能对症状细节的记忆更清晰。
2. 当有多次发作可供选择时，理应选择受访者在那期间既**没有**正在使用已知可导致躁狂或轻躁狂的物质/药物，又**没有**罹患可能导致躁狂或轻躁狂的其他躯体疾病的那些发作。举例来说，如果受访者报告了 2 次既往发作，较严重的那次发作出现在重度可卡因使用的时间段内，而较轻的那次发作出现在很长的戒断期间，检查者则应该从后一发作（戒断期）开始检查，只有在后一发作不符合躁狂或轻躁狂发作诊断标准时才考虑前一发作（与可卡因使用共病)。

注意，当检查者询问既往躁狂发作时，条目 A71 引导问题的具体措辞（即"你任何时候是否有过……"）应根据之前关于目前时间段内的心境高涨或心境易激惹的引导问题（对应于目前躁狂发作诊断标准 A 的第一部分，条目 A38）的回答进行调整。如果条目 A38 评估为"是"(表明存在目前时间段的心境高涨或心境易激惹)，检查者应该用"<u>在你一生的任何时候</u>，你是否有过<u>另外</u>一段时间感觉很愉快、情绪高涨、激动或高兴过了头，以致别人认为你与平时不一样？"来替换"你<u>任何时候</u>是否有过一段时间……？"(字体加下划线以帮助识别)。

当评估目前躁狂或轻躁狂时，如果任何一条主要诊断标准被评估为"否"，检查者应跳过目前发作的评估并继续既往发作的评估。当检查者已经清楚正在评估的既往躁狂或轻躁狂发作不符合诊断标准时，如果存在多个躁狂或轻躁狂发作的既往时间段，那么检查者在跳过这部分并继续评估持续性抑郁障碍之前，应先考虑其他时间段是否会完全符合躁狂或轻躁狂发作的诊断标准。在两种情况下，某次发作比选定的发作更有可能完全符合躁狂或轻躁狂发作诊断标准：1）检查者根据 SCID-5-CV 指导语，决定把重点放在最近 1 年的 1 次发作而非受访者以往发作中"最严重的"那次，或 2）受访者理解的"最严重的"发作不同于躁狂或轻躁狂发作诊断标准的要求（即受访者选择了印象最深刻的那次发作，但症状相对较少或对功能影响较小)。因此，如果存在可能完全符合躁狂或轻躁狂发作诊断标准的既往躁狂或轻躁狂其他时间段，检查者应该返回并针对该时间段重新询问躁狂或轻躁狂的问题。

既往躁狂或轻躁狂发作诊断标准 B 中 7 个条目的问题除了询问的是过去时段以外，内容均与目前躁狂或目前轻躁狂发作中对应的问题一致。

10.3.6 目前持续性抑郁障碍的评估（A111—A124）

如果曾经有过躁狂或轻躁狂发作，则不诊断持续性抑郁障碍，因此，如果符合躁狂或轻躁狂发作的诊断标准，那么，根据条目 A111 的指导语跳至精神病性症状的评估（条目 B1）。虽然在持续性抑郁障碍中，诊断标准 A（抑郁心境，在 2 年内的大多数日子里存在）、诊断标准 B（6 个相关抑郁症状中至少存在 2 个，例如，食欲改变和自我评价低）和诊断标准 C（每次没有症状的时间不超过 2 个月）与 DSM-Ⅳ心境恶劣障碍中对应的诊断标准相同，但是 DSM-5 的这个分类并不等同于 DSM-Ⅳ的心境恶劣障碍。与 DSM-Ⅳ心境恶劣不同，DSM-5 持续性抑郁障碍允许同时伴发重性抑郁发作。根据 DSM-5，任何持续至少 2 年的慢性抑郁均可诊断为持续性抑郁障碍，因此，该障碍的诊断条目涵盖了轻度抑郁症状和重性抑郁发作的任何组合情况。具体包括三种形式：(1)“单纯的”心境恶劣表现，即多数日子里存在抑郁心境，但从未严重到完全符合重性抑郁发作的诊断标准；(2) 持续存在 2 年之久的重性抑郁发作（在 DSM-Ⅳ中被特指为“慢性”）；(3) 在心境恶劣症状基础上叠加重性抑郁发作的混合状态（有时被称为“双重抑郁”）。在 DSM-5 中，持续性抑郁障碍诊断标准 D 表示持续存在至少 2 年的重性抑郁发作符合该诊断（“D. 重性抑郁障碍的诊断标准可以连续存在 2 年”；第 162 页）。然而，这一表述实际上并没有起到真正诊断标准的作用（既不是诊断持续性抑郁障碍的必需特征，也不是排除标准），在 SCID-5-CV 中对其进行评估并没有意义，所以它就被省略了。注意，诊断标准 F 表明在症状能被精神病性障碍更好地解释的情况下，不能诊断持续性抑郁障碍。尽管在概述部分获取的信息可能就足以评估诊断标准 F；但是，由于直到 SCID-5-CV 的后续部分（即 C 模块）才对精神病性障碍做出诊断，有时需要先临时评估标诊断准 F，然后一旦明确地纳入或者排除精神病性障碍之后再返回这里进行评估（条目 A121）。

10.4 B 模块：精神病性及相关症状

B 模块是用来评估终身精神病性症状（例如，妄想、幻觉）的发生情况，并通过这些信息来确定哪种精神病性障碍的诊断最合适。[注意，SCID-5-CV 中“精神病性障碍”包括精神分裂症谱系及其他精神病性障碍（不包括分裂型人格障碍），以及伴有精神病性特征的双相和重性抑郁障碍。] 特定诊断标准的评估放在 C 模块（即对精神分裂症、精神分裂样障碍、分裂情感性障碍、妄想障碍、短暂精神病性障碍、由于其他躯体疾病所致的精神病性障碍、物质/药物所致的精神病性障碍和其他特定/未特定精神病性障碍的评估）和 D 模块（即对伴精神病性特征的双相Ⅰ型障碍、伴精神病性特征的双相Ⅱ型障碍和伴精神病性特征的重性抑郁障碍的评估）进行。

B 模块一方面作为一个清单，记录在 SCID-5-CV 检查过程中出现的精神病性症状，另外一方面作为定义 DSM-5 精神病性障碍各类精神病性症状的终身扫描。对于大多数精神病性障碍的受访者，常常在 B 模块之前（通常在概述中）已经确定目前精神病性症状的存在。如果受访者的精神病性症状或紊乱状态特别严重而无法完整地完成 SCID-5-CV 检查，那么需要从医疗记录或知情人处获得精神病性症状的依据。对于这种情况，B 模块更多是作为一个记录精神病性症状的清单，而非作为一个检查指南。事实上，虽然 SCID-5-CV 的规则要求检查者如果已经知道答案，应将问题改为确认性的语句加以询问，但该规则在这一部分并不一定适合，因为，采取对扫描问题释义的方式将受访者的精神病性症状总结起来会让受访者很反感，还可能对良好的关系带来负面影响。举例来说，如果在概述中，检查者已经确定受访者相信自己是上帝，就没有必要对受访者说“你已经告诉我你在某方面特别重要或者你有特殊的力量或知识”去证实夸大妄想的存在。

正如 B 模块最开头的方框中注明的一样（在第 47 页的顶部），重要的是在将一个精神病性症状评估为“是”之前，检查者在必要情况下需要确定是否存在可能的或明确的病因学上的物质（包括药物）或其他躯体疾病。因此，在承认存在任何一个精神病性症状之后，检查者首先可以询问以下问题："在（精神病性症状）开始之前不久，你使用毒品吗?……你服用药吗？……你有比平常喝酒更多或者一段时间大量喝酒后停止喝酒吗？……你有躯体疾病吗?"以确定受访者在精神病性症状起病时是否正在使用物质、服用药物或罹患其他躯体疾病。如果任一问题回答为"是"，接下来检查者应继续追问以下问题，以确定精神病性症状与物质/药物/其他躯体疾病之间的时间关系："在没有［使用（毒品）/服用（药物）/改变喝酒习惯/患（躯体疾病）］时，你是否出现过（精神病性症状)?"若某个精神病性症状是其他躯体疾病或物质/药物所致，此时应该评估为"是"，且在下一个条目将其描述为继发于其他躯体疾病或物质/药物。

当作为一个扫描工具使用时，除非已经知道了问题的答案，否则 B 模块的每个问题都应逐字逐句提问。对回答为"是"的每个问题，第一步是确定该回答是否代表特定的精神病性症状（如一种特定类型的妄想信念）。因此，有必要采用开放式的方式询问多个跟进问题，以引出受访者信念或体验的细节，从而确定是否存在精神病性症状的证据。为了降低假阴性的风险，许多问题写得相当宽泛，可以这样理解，这些问题在非精神病个体中可能会引出阳性反应。举例来说，有关被害妄想的问题会询问受访者"是否有人故意为难你或试图伤害你?"当有熟人、同事或者领导为人刻薄或报复心强时，很多人对这个问题会回答为"是"。 检查者进而要询问其他的细节问题，以引出足够的信息，区分不可能作为妄想证据的现实情景和提示存在被害妄想的过度离谱的情景（例如，相信所有的同事下班后聚集在一个秘密的场所设计骚扰自己的方法）。一般来说，当试图判断特定事件是否是精神病的证据时，检查者应当对受访者抱怀疑态度；只有当检查者确定该情景是精神病的证据时，才编码为"是"。

对每个编码为"是"的条目，检查者应当记录对症状的描述（例如，"坚信调查机关在他的耳朵里装了窃听器"），症状的频率（例如，"每天都有，一天几次"），对受访者生活的影响（例如，"一般能忽略掉这个信念"），以及出现的时间（例如，"2 年前"）。

对所有受访者，尤其是那些已经报告有精神病性症状的受访者，都必须询问 B 模块所有的精神病扫描问题，因为这些问题不仅有助于精神病性症状的常规扫描，还能帮助确定精神病性障碍受访者的精神病性症状范围、持续时间及其演变。相同的原则也适用于那些有多个对应评估问题的精神病性症状。因此，举例来说，即便关系妄想条目（条目 B1）包含了 5 个问题，涉及不同类型的牵连观念，询问每一个问题也是重要的，这样才能确定关系妄想的整个病程及其对受访者生活的影响。

10.4.1 妄想的评估（B1—B26）

妄想是在对外界现实歪曲推断的基础上产生的牢固的错误个人信念，即使几乎周围所有人的看法以及无可辩驳的事实和明显的证据均与之相悖，个体仍坚信不疑。这种信念并不能被与个体所处文化或亚文化的其他人所普遍接受（例如，在某些文化群体中，人们相信可以与亡者通灵）。如果检查者不熟悉受访者所处文化或宗教背景的信仰特点，有必要咨询熟悉受访者文化的人，以免误诊为妄想。

妄想涉及准确逻辑推理能力的损害。具有妄想性思维的个体，从对自身环境的观察中，会得出错误的结论（例如，坚信偶尔的电话挂断证明自己是调查机关的监视对象）。在评估每种类型的妄想时，检查者必须区分妄想（需要评估为"是"）和强烈坚持的"超价观念"（需要评估为"否"）。在确定一个信念是否错误和顽固到要考虑妄想时，检查者首先应该确定个体在推理和现实检验方面已经存在严重的错误，然后再判断个体对这种错误信念的坚信程度。要求个体详细谈论他所坚信的信念或许会有所帮助，因为通常在谈论细节时错误的推理才能表现出来。评估个体对妄想信念的坚信程度时，检查者应该列举出一些别的解释（例如，电话突然挂断，有没有可能是因为对方拨错了号码?）。一位有妄想的患者也许会承认这些解释存在的可能性，但仍然坚持自己的信念。

一些长期患有精神病性障碍的患者会对自身信念的“精神病性质”产生自知力（即他们知道自己的信念是精神疾病的结果，而不是对现实的真实反映）。只要受访者在某个早先的时间认为这种信念是真实的，它们仍然要被视为妄想。例如，一位受访者可能会报告，他长期以来存在同事们要阴谋陷害他的观念是他长期患精神分裂症的结果。如果受访者报告最初他认为同事要害自己是确有其事，或者以前的病史记录有这样的证据（例如，入院记录上记载了他按照自己的信念行动了），就可以评估为妄想。

妄想的类型：B 模块（精神病性及相关症状）第一组症状的评估是根据主题和内容询问不同类型的妄想的终身发生情况。注意，如果一个特定的妄想内容涉及多个主题，可能需要进行多次评估。例如，一个受访者坚信因为自己能控制别人的思维，所以受到调查机关的跟踪，那么，被害妄想和夸大妄想都要评估为“是”。

关系妄想：这一妄想类型的初始问题（“在你一生的任何时候，你是否觉得人们在谈论你或特别注意你?”）具有相对较高的假阳性回答率，因为它询问的是一种常见的经历。因此，为确定该信念的精神病性特点，检查者应该要求受访者举出具体的例子。大多数的人有时会觉得别人在谈论自己，尤其是当他们生理缺陷明显或行为引人注目的时候。因此，重要的是要将对现实的觉察、社交焦虑或一过性的怀疑与顽固的错误信念进行鉴别。一个衣衫褴褛、无处洗澡的流浪汉可能客观地认为地铁里的人在躲着他，但如果他相信今天报纸的标题文章是在影射他的个人生活，那么检查者应该给这个条目评估为“是”。因为关系妄想可以在各种情境中出现，所以提供了许多的附加问题，它们涉及一系列经常被曲解为具有个人意义的刺激，例如，受访者坚信以下情境在试图向他传递一个特殊的信息：广播、电视节目或电影中的内容，一首流行歌曲的歌词，人们的穿着，路牌或广告牌上所写的内容。

被害妄想：如前所述，检查者应该注意区分夸大的但可能合理的被害认知（例如，被老板、老师、前任伴侣或毒贩迫害）与真正的被害妄想。两个跟进的问题（“你是否曾经觉得被跟踪、被监视、被操纵或被暗算?”和“你是否曾经觉得被下了毒或你的食物被动了手脚?”）有助于识别更明显的案例。

夸大妄想：有时候很难分辨对个人能力的膨胀认知与夸大妄想之间的边界。一位出租车司机相信自己会写出一部畅销小说，这可能是错误的，但不一定是妄想。但是，如果他告诉检查者，知名导演一直给他打电话，恳求他将小说的电影版权卖给他，他就可能已经达到了妄想的程度。询问他这个信念的证据是一种澄清事实的好方法。

躯体妄想：评估这个症状时，有必要考虑受访者对解剖学和生理学的了解程度。一个未接受过教育的人可能会对症状做出幼稚的解释，例如，相信胃痛是因为有一只蚱蜢在里面跳。如果他愿意接受另一种解释，那就表明该信念不是妄想。另一个可能的假阳性例子是，一名有躯体症状的受访者相信自己将死于一种未被确诊的绝症，并怀疑内科医生向他做出的他没有病的保证。如果受访者能够接受自己的担心是夸张的可能性，那么诊断应该是躯体症状障碍或疾病焦虑障碍。如果受访者一再无视这种保证，他可能就有躯体妄想。注意，如果受访者认为自己身体的一部分是丑陋的或有缺陷的，这种妄想信念不再记录为躯体妄想，而是考虑作为躯体变形障碍，伴缺乏自知力的依据。

罪恶妄想：这类妄想涉及受访者坚信过去的一个小错误会导致灾难，或者自己犯了可怕的罪行，应当被严厉地惩罚，或者自己要对一个毫不相关的灾难负责（如地震或火灾）。因此，这里包含了 3 个问题，犯罪、做了一些会对他人造成伤害的事以及对一场灾难负有责任。因为受访者的确有可能要对伤害他人担责，所以检查者必须获得足够的细节，以确定受访者认为自己有责任的可信度。

嫉妒妄想：这类妄想的必要特征是受访者坚信性伴侣不忠。例如，当询问有关嫉妒妄想的问题时，受访者可能回答说其伴侣与隔壁邻居有染。检查者的任务是确定这些说法的合理性（例如，受访者产生这种看法是看到或听到什么了吗，是否有其他人观察到伴侣有不忠）。同样，要区分嫉妒妄想和对伴侣行为合理的担心是有难度的。对一种信念作为精神病性症状证据的判断通常取决于个体信念的细节是否超越了可信的界限（例如，受访者坚信伴侣在去倒垃圾的 3 分钟时间里与情人发生了性关系）。

钟情妄想：有这类妄想的受访者相信另一个人，通常是地位更高的人，爱上了自己。举例来说，当询问钟情妄想时，受访者可能回答说，他/她“知道”某个名人偷偷地爱上了自己，但当他/她试图与之联系时，这个名人甚至否认认识他/她。有些情况下，受访者会简单地断言，他/她与一位有名或有权的人相爱。当然这确实有可能是真的，所以尽可能多地引出这一关系的细节对评估这是妄想还是现实是必要的。

宗教妄想：如果妄想的内容涉及宗教或精神信仰，这个条目应该评估为“是”。区别宗教妄想和宗教信仰可能特别困难。DSM-5 对妄想的术语定义（列在条目 B1 之上）中的一个要点是这个信念是<u>错误的</u>；这个标准不适用于宗教信仰，因为无法证明宗教信仰是正确的还是错误的。DSM-5 提出了一个替代的方法来判断一个宗教信仰是妄想性的还是非妄想性的，若这个信念被该个体所在宗教团体的其他成员作为宗教信仰教规的一部分而普遍接受，则不是妄想。

考虑到受访者精神世界观背景的重要性，第一个问题旨在确定受访者是否认为自己是一个有宗教信仰或精神信仰的人。如果是的，接下来要询问受访者是否曾经有过一些宗教或精神信仰经历是他所处宗教团体里的其他人没有经历过的。如果是的，要求受访者描述那些经历，以及他所处宗教团体里的其他成员对那些信念的反应。如果受访者不曾和其他人分享过这些信念，那么将由检查者来判断这些信念是否明显偏离了受访者的宗教团体规定的规范。如果检查者对受访者的宗教不够熟悉，无法做出判断，那么，检查者有必要与受访者所处宗教团体里的其他人谈谈，或向外部的资源咨询，以确定受访者的信念是否在规范之内。如果受访者否认与所处团体的其他人有不同的信念，检查者应该询问受访者，是否曾与“上帝、魔鬼、上苍或其他神灵”直接交流过。因为在许多宗教中这种交流是常见的体验，所以检查者有必要确定这种直接交流是否偏离了其宗教的规范。对报告有这种信念的受访者，如果在有这些信念之前，从未有过宗教或精神信仰，关于这些信念如何出现的细节也许更能说明妄想的形成过程。

被控制妄想：有这类妄想的受访者会感到自己的感情、冲动、思想或行动受到外力控制，而非受其本人控制。因为有这类妄想的个体通常报告他们有这种体验，而不是信念，所以 SCID 的问题是以曾经有这样的感受来构建的。然而，只有当受访者坚信这种体验是真实的，这个条目才可以评估为“是”（即它是一种妄想）。重要的是要避免把通常讲的感觉处于控制关系中当成是这一妄想的证据。举例来说，当问到控制妄想时，受访者可能回答说她的母亲总是试图控制她。检查者应当确定，她是说她的行为和思想受到某种神秘方式的控制（真的被控制妄想），还是，她只是在描述她与母亲就她可以做什么、不可以做什么而展开的长期斗争（很可能并非任何种类的妄想）。

思维插入和思维被夺：和被控制妄想一样，一些精神分裂症患者可能会体验到，他们的想法被某种外界的影响力所控制。具体来讲，这可能涉及思维被插入到脑中或者思维从大脑中被提走的感受。与被控制妄想一样，只有当受访者坚信这些体验是真实的时候，该项才能评估为"是"(即它们是妄想)。

思维被广播：这类妄想是指受访者觉得自己的想法被大声地广播出去而为人所知了。只有当受访者相信这些体验是真实的时候，该项才评估为"是"。让受访者解释这一现象是如何发生的也许会有所帮助，对这一体验的妄想性解释（"我的头部被人通过手术植入了一个思维发射器"）通常可以证明评估为"是"是合理的。然而，只要受访者报告这些体验是真实的，就不一定要有对该机制的描述才能评估为"是"。如果受访者体验到的思维被广播是幻觉（即受访者也能听见自己的想法），则听幻觉的条目（条目 B27）也应该评估为"是"。注意，思维被广播不同于另一种更普遍被报告的体验，即别人可以读出其思想——这应该在下一条目"其他妄想"中进行编码。

其他妄想：这个条目针对在以上均没有涉及的各项妄想内容，例如，受访者坚信别人可以读出其思想；虚无妄想（即所有一切，包括自己，都不存在了）或有关自己已经死了的妄想。

10.4.2 幻觉的评估 (B27—B38)

幻觉是在没有外界刺激作用于相应的感觉器官时出现的一种知觉体验。幻觉应该与错觉相区别，错觉是对一个真实刺激的错误知觉（例如，将一个影子错误地当成一个人影）。

幻觉的类型：***听幻觉***：听幻觉应该与关系妄想相鉴别，后者是受访者听见真实的声音（例如，在大街上，在病房中），并对它们进行自我关联的解释（例如，"他们正在谈论我"）。如果声音在受访者独自一人时出现，这就可能成为声音的确是幻觉的依据。只有当幻觉具有临床意义时（即反复或持续存在），这个条目才应评估为"是"。例如，听到有人在叫自己的名字，但却没有找到人，这个幻觉就没有临床意义。

视幻觉、触幻觉、躯体幻觉、味幻觉和嗅幻觉：视幻觉必须与错觉相鉴别，错觉是对真实刺激的错误知觉（例如，在光线昏暗的房间里误将一堆衣服错看成了一只动物）。在睡眠与觉醒的转换过程中的视觉现象（临睡前或觉醒前幻觉）应评估为"否"。触幻觉涉及皮肤表面所感知到的感觉，例如，被人抚摸或者有虫在爬的感觉。躯体幻觉涉及身体内部所感知到的感觉，例如，感觉有电流。味幻觉涉及味道的感知，而嗅幻觉涉及气味的感知。它们可能很难与味觉或嗅觉特别敏锐的个体相鉴别，因为这些问题是以尝到或闻到别人所无法尝到或闻到的东西这种方式来构建的。这种体验的细节（例如，在多个情境中持续存在），以及气味或味道的特点（例如，腐肉、汽油）尤其提示这可能是一种幻觉体验。

10.4.3 言语紊乱、行为紊乱和紧张症的评估 (B39—B44)

言语紊乱：虽然目前的言语紊乱在 SCID 检查过程中会评估，但是既往的情况必须通过病史确定，而且几乎总需要知情人。如果受访者目前的言语紊乱程度足以评估为"是"，那么 SCID 检查可能会很难或根本无法完成。该标准的评估需要检查者对受访者言语的"可理解性"做主观判断。最常见的错误是将"紊乱"的标准定得太低，导致对精神分裂症的过度诊断。任何一种从一个主题到另一个主题的稍微缺乏逻辑性的转换方式都有病理意义是不明智的；考虑到风格的变化，尤其是个体处在精神科检查这样有压力的场合时，不应该一律考虑为病态。只有那些严重紊乱的和非常难以理解的言语，才能评估为“是”。需要注意的一点是，如果检查者不熟悉受访者的方言或口音，或者受访者没有熟练掌握检查者所说的语言，都不应误诊为言语紊乱。

明显紊乱的行为：此处需要进行两个判断——即行为是“紊乱”的，并且是严重的（明显的）。紊乱的行为没有任何显性的目的。行为紊乱的例子包括毫无目的地四处乱走和突然对路人喊叫。重要的是要排除看起来紊乱或怪异但实际上有目的的行为（例如，因为妄想从垃圾堆中收集各种废弃物，以保护自己不受辐射）。为了有足够的理由评估为“是”，行为紊乱必须对受访者造成严重的损害，并且明显到即使是一般人也能轻易发现。

紧张症行为：这些症状（条目 B43）来自 DSM-5 中文版中其他精神障碍伴发的紧张症的标准集（第 114—115 页）。这些紧张症条目几乎都是根据知情人提供的病史信息或者回顾既往病历记录来评估的，因为有紧张症的受访者通常无法提供第一手信息。注意，这里条目的顺序与 DSM-5 中的紧张症标准集有所不同，这里的条目是根据评估的方式来分组的：6 个条目通过观察来评估（或者通过知情人，包括回顾病历，例如，扮鬼脸），随后的 3 个条目在访谈期间或通过知情人来评估（例如，模仿言语），最后 3 个条目在体格检查中或通过知情人来评估（例如，蜡样屈曲）。

10.4.4 阴性症状的评估（B45—B48）

阴性症状评估的最主要问题是过度诊断。与言语紊乱和明显紊乱的行为一样，每个阴性症状的严重程度均是一个连续谱，只有最严重的、泛化的、持续的且有功能损害的形式才能评估为“是”。举例来说，不同人群和不同文化群体的情感表达方式差异很大。许多人是简洁干脆，并非是阴性症状。“意志减退”这个词所表达的缺乏目标导向处在谱系的末端，不能与程度更轻并更普遍的难以开始做事情相混淆。并且，在将这些阴性症状考虑为“原发”和将这些条目评估为“是”之前，非常重要的是要确保考虑和排除了这些行为的其他解释。这方面最常见的混淆可能是用于治疗精神病性障碍的那些药物所导致的类似阴性症状的副作用。举例来说，许多服用抗精神病药物的患者会出现面部表情缺乏、言语和活动减少、病理性心境恶劣以及精力丧失。询问受访者在开始抗精神病药物治疗之前是否就已存在假定的阴性症状，会有所帮助；了解减药、换药或增加抗胆碱能药物对症状的潜在影响，有时也可能提供参考。要区分阴性症状（意志减退和情感平淡）和常常与精神病性障碍伴发的抑郁症状（情感受限、精神运动性迟滞、犹豫不决、精力丧失、愉悦感丧失），同样也是困难的。最后，阴性症状必须与继发于阳性症状的行为相鉴别。举例来说，受访者由于被害妄想而无法维持一份工作，不一定算作有意志减退。

为了强调不过度诊断阴性症状的重要性，要求检查者对每个阴性症状进行两次评估。首次评估表明症状明显存在，如果症状存在，第二次评估确定症状事实上是原发的（例如，精神分裂症的阴性症状），而不是继发的（例如，药物的副作用、抑郁症状或者阳性症状的后果）。注意，在阴性症状背景中使用术语“原发”和“继发”的含义，不同于在整个 SCID 中排除由于其他躯体疾病或物质/药物所致的病因学背景中使用的该术语，尽管在两种情况下，术语都意味着症状实际上不是由于一个可识别的原因所致。

10.5 C 模块：精神病性障碍的鉴别诊断

这一模块帮助检查者根据 A 模块和 B 模块获得的信息进行精神病性障碍的鉴别诊断。如果从未有过精神病性症状，则跳过这一模块。如果精神病性症状仅发生在心境障碍期，那么在 C 模块一开始，检查者根据指导要去 D 模块（“心境障碍的鉴别诊断”）。C 模块包括对以下精神分裂症谱系及其他精神病性障碍的评估：

- 精神分裂症
- 精神分裂样障碍
- 分裂情感性障碍
- 妄想障碍
- 短暂精神病性障碍
- 由于其他躯体疾病所致的精神病性障碍
- 物质/药物所致的精神病性障碍
- 其他特定/未特定精神分裂症谱系及其他精神病性障碍

在结构上，这一模块与 A 模块和 B 模块有几方面的不同。C 模块的目标是确定哪一种精神分裂症谱系及其他精神病性障碍能够最好地解释 A 模块和 B 模块所评估的症状，而 A 模块和 B 模块的主要目标是从受访者（和/或知情人）那里收集临床表现的具体信息，以确定是否符合单个诊断标准。C 模块的进程相当于沿着精神病性症状的决策树下行，就像中文版《DSM-5 鉴别诊断手册》（2016 年；第 29—33 页）的妄想决策树。检查者努力的主要重点是考虑每个诊断方框的诊断标准存在与否。如果符合诊断标准，就评估为“是”；如果不符合诊断标准，就评估为“否”。如果由于信息缺失（例如，受访者的病史不清楚，过去的医疗记录丢了），无法确定某一诊断标准是否符合，检查者此时应该先评估为“否”，完成特定的精神病性障碍的评估。若还有尚未诊断的精神病性症状，则在其他特定/未特定精神分裂症谱系及其他精神病性障碍部分进行评估。因为在这些诊断标准中有许多带有多个从句并涉及双重否定，许多诊断标准条目框的下方提供了“注”作为评估的快速指南。建议检查者在做出最终的评估之前先阅读这些注，以确保正确理解了该诊断标准。

C 模块中大多数条目不需要提问，但是有些条目可能需要询问附加问题以进行澄清，尤其是那些需要判断症状之间时间关系的诊断标准。举例来说，如下方的条目 C2 所示，尽管检查者可能已有关于 A 模块的心境发作和 B 模块的精神病性症状之间的时间关系的充分信息，但是在大多数情况下，向受访者询问这一问题以核实心境与精神病性症状之间的时间关系是有益的。

在重性抑郁发作 **[A13/A32]** 或躁狂发作 **[A49/A84]** 以外的时间有精神病性症状出现。

若曾有过重性抑郁或者躁狂发作，为了澄清可以问以下问题： **你是否曾经有一段时间，在没有（抑郁/躁狂/**自用词**）的时候，出现过**（精神病性症状）？

是 ↓

否 → 精神病性心境障碍，跳至**第 69 页**（心境障碍的鉴别诊断） C2

通常情况下，评估 B 模块的后半部分和 C 模块的大部分内容时，不需要询问受访者任何附加问题。因此，直到 E 模块酒精使用障碍开始之前，受访者通常听到检查者说的最后一句话是，“我要停一会儿做些记录，请稍等一下”（在条目 B39 评估之前），随后检查者翻阅页面，对条目进行评估，受访者在一旁观看。为了尽量减少受访者等待的时间，我们建议检查者熟练掌握这一部分，以便能快速高效地完成它。我们强烈建议使用 SCID-5-CV 的新手使用本书附录 B，“训练材料”的作业病例练习 C 模块和 D 模块的评估。我们不赞同检查者认为可以在受访者离开之后再完成 C 模块而跳过这一模块，因为对某些诊断标准的评估还可能需要补充询问受访者一些问题。

注意，完成 B 模块和 C 模块之后，检查者在以下两种情况里可能需要回到 A 模块重新评估某些条目：

1. 如果在 A 模块中诊断了持续性抑郁障碍，而后在 C 模块中诊断了精神分裂症谱系及其他精神病性障碍，那么持续性抑郁障碍的诊断标准 F（条目 A121）（即“这段时间的心境紊乱不能用一种持续性的……精神病性障碍来更好地解释”）可能需要重新评估。
2. 因为区别精神分裂症的阴性症状与抑郁症状有难度，如果先前在 A 模块中诊断了重性抑郁发作，后来在 C 模块诊断了精神分裂症，那么，前者可能需要重新评估。在这种情况下，检查者应该返回至 A 模块，将确定是精神分裂症的阴性症状的所有条目重新评估为“否”。

10.5.1 排除精神病性心境障碍（C2）

伴精神病性特征的双相障碍与伴精神病性特征的重性抑郁障碍的诊断特点是精神病性症状仅仅出现在心境发作的期间。因此，如果所有精神病性症状的出现仅局限于心境障碍发作时，那么心境症状与精神病性症状鉴别诊断就应该跳出 C 模块（精神病性障碍的鉴别诊断），继续 D 模块（心境障碍的鉴别诊断）。该模块的这条诊断标准其实并不属于任何 DSM-5 障碍的诊断标准集，SCID-5-CV 纳入它是为了在精神病性症状仅限于心境发作期间的情况下，允许检查者跳过非心境性精神病性障碍的评估。

10.5.2 精神分裂症的评估（C3—C8）

为了最大限度地提高诊断效率，SCID 中精神分裂症诊断标准的呈现顺序与 DSM-5 中有所不同。举例来说，如果心境症状和精神病性症状的时间关系提示分裂情感性障碍或者伴精神病性特征的抑郁障碍或双相障碍，那么检查者可以立即跳出精神分裂症。同样，诊断标准 C（病程至少 6 个月）放在诊断标准 B（功能下降）之前，在病程不足 6 个月时，允许检查者立即跳出精神分裂症的评估，继续对精神分裂样障碍进行评估。

诊断标准 A——活动期症状. 这一诊断标准定义了精神分裂症的活动期，如果要做出精神分裂症的诊断的话，个体终身的某个时点必须符合这条诊断标准。需要注意，在一些情况下，活动期症状在检查之前的许多年出现。该诊断标准要求，在 1 个月（或者，若经成功治疗，则时间可以更短）内的一定比例的时间里，必须存在诊断标准 A 列出的 5 项症状中的至少 2 项，并且其中 1 项症状必须是妄想、幻觉或言语紊乱。为了对诊断标准 A 进行评分，检查者需要参考 B 模块中对相应的精神病性症状的评估，并且必须确定符合最短的病程（即是否在 1 个月内的一定比例的时间里存在?），以及在同一时间段内有至少 2 项症状同时存在。注意，所包含的短语——“若经成功治疗，则时间可以更短”表示，对病程标准的运用需要加以临床判断。对于已经及时并积极地接受了抗精神病药物治疗的受访者，如果明确存在疾病的其他表现，则可以免去 1 个月病程的要求。

诊断标准 D——排除分裂情感性障碍：如果以心境症状和精神病性症状混合存在为特征的个体符合精神分裂症诊断标准 A，那么鉴别诊断的内容应包括精神分裂症、分裂情感性障碍以及伴精神病性特征的抑郁障碍或双相障碍。正如上文所讨论的，如果精神病性症状仅局限于抑郁发作和躁狂发作时（表明诊断为伴精神病性特征的抑郁障碍或双相障碍），条目 C2 已经要求检查者跳出 C 模块，无须考虑精神分裂症或分裂情感性障碍的鉴别诊断。诊断标准 D 描述了精神分裂症和分裂情感性障碍之间不太精确、但尚可接受的界限——该条目评估为“是”表明已经排除分裂情感性障碍，检查者要继续询问精神分裂症的诊断标准 C（第 58 页，条目 C5）。如果诊断标准 D 评估为“否”，则表明更可能是分裂情感性障碍的诊断，应当从第 60 页条目 C12 继续。

精神分裂症与分裂情感性障碍之间界限的两个重要方面体现在诊断标准 D 的两个不同部分中。第一部分是分裂情感性障碍要求心境发作与精神分裂症活动期的症状同时出现（对应分裂情感性障碍诊断标准 A）。若非如此，仅根据这条就可以排除分裂情感性障碍，检查者可以从精神分裂症诊断标准 C（条目 C5）继续。注意，由于这条标准的内容相对复杂，我们建议检查者遵守诊断标准 D 下方“注”中的指导，以免这里跳转出错！

如果重性抑郁发作或躁狂发作与精神病性症状同时出现（提示有分裂情感性障碍的可能），则检查者必须对诊断标准 D 的第二部分进行评估，以确定心境发作的病程与精神病性紊乱的总病程之间的关系。如果心境发作的总病程不足精神病性紊乱（包括活动期和残留期）总病程的 50%（即小部分时间），则该诊断标准应该评估为“是”，检查者继续评估精神分裂症余下的诊断标准。如果相反，心境发作的总病程达到精神病性紊乱总病程的 50%（及以上），则诊断标准 D 评估为“否”，检查者前往分裂情感性障碍的诊断标准（第 60 页，条目 C12）及以上进行评估。

诊断标准 C——紊乱持续至少 6 个月。6 个月病程的诊断标准被用来鉴别精神分裂症与精神分裂样障碍，通常仅在首次精神病性发作的受访者中是个问题。注意，6 个月的病程包括活动期、前驱期、残留期症状的任何组合。如果受访者存在许多阴性症状，与活动期的阴性症状相当 [参见精神分裂症诊断标准 A(5)]，则认为该受访者处于精神分裂症的前驱期或残留期。另外，如果存在程度较轻的精神分裂症诊断标准 A(1)—A(4) 所列的症状，也可认为受访者处于前驱期或残留期。举例来说，受访者可能有超价观念、牵连观念或者与活动期妄想信念内容相似的奇幻思维，但是它们还没有发展成为明显的妄想，或者它们正从明显妄想的阶段中恢复。同样，活动期有过幻觉的受访者在前驱期或残留期可能会有一些不同寻常的知觉体验（例如，反复出现错觉，知觉到某种气氛，感觉到某种力量）。活动期表现为不连贯的言语紊乱在前驱期或残留期可能表现为离题、含糊或者啰唆。受访者可能在残留期会继续某种特定的奇怪行为，但不再表现为明显紊乱的行为。

注意，SCID-5-CV 中条目 C5（第 58 页）的前驱期/残留期症状列表，改编自 DSM-5 中文版正文（第 96 页），以及 DSM-Ⅲ-R 的前驱期/残留期症状列表（第 194—195 页），后者是明确列出前驱期/残留期症状的最后 DSM 版本。

诊断标准 B——明显受损或未能达到预期的功能水平。功能领域包括职业或学业、人际关系和自我照料。上述症状造成的功能损害通常在概述就已显而易见了，因此检查者通常不需要询问这个问题。

诊断标准 E——并非由于其他躯体疾病所致或者物质/药物所致。这条诊断标准要求检查者考虑并排除其他躯体疾病或物质/药物作为病因的情况。可跳至本书第 9 章 “其他躯体疾病和物质/药物病因与原发障碍的鉴别”，参考如何评估这一诊断标准的讨论。如果检查者确定诊断是由于其他躯体疾病所致的精神病性障碍或物质/药物所致的精神病性障碍，则应该将这一诊断记录在诊断总评分表中精神分裂症谱系及其他精神病性障碍的下方。注意，某些精神病性症状的出现（例如，听幻觉以外的其他形式的幻觉）或某种非典型的病程（例如，60 岁后首发精神病性症状）都强烈提示其他躯体疾病或物质/药物作为病因的可能性。

在受访者既有原发性精神病性症状，又有由于其他躯体疾病所致的或物质/药物所致的精神病性症状的情况下，若检查者首先询问继发性发作，条目 C7 之下 “否” 的箭头指向一个框，指示检查者在诊断由于其他躯体疾病所致的或物质/药物所致的精神病性障碍之后返回至条目 C3（第 57 页），再次进行 C 模块的评估，以决定是否存在原发性精神病性障碍。但是，若检查者首先询问原发性发作，条目 C7 会评估为 “是”（即符合原发性障碍的诊断）而跳至条目 C32，完成其时序的评估后，会进入条目 C42 的评估，应将其评估为 “是”，下面方框的指导语会要求检查者返回条目 C3（第 57 页），从头再做 C 模块，以决定是否还存在继发性精神病性障碍。

10.5.3 精神分裂样障碍的评估（C9—C11）

如果符合精神分裂症诊断标准 A 和诊断标准 D（即活动期症状至少持续 1 个月，且已经排除了分裂情感性障碍），但是不符合诊断标准 C（即总病程不足 6 个月），则从这里继续 SCID-5-CV。

诊断标准 B——病程至少达到 1 个月，但未超过 6 个月。在评估精神分裂样障碍时，重要的是确保精神病性症状已经持续了至少 1 个月，因为 SCID-5-CV 进行到这里，精神病性症状的病程可能不足 1 个月。对于病程不足 1 个月的精神病性症状（包括由于抗精神病药物的有效治疗，妄想和幻觉在 2 周后缓解了，且无前驱期和残留期，故总病程不超过 1 个月），SCID-5-CV 跳至短暂精神病性障碍的评估，即第 63 页，条目 C24。

诊断标准 D——并非由于其他躯体疾病所致或者物质/药物所致。这条诊断标准要求检查者去考虑并排除其他躯体疾病或物质/药物作为病因的情况。可跳至本书第 9 章 “其他躯体疾病和物质/药物病因与原发障碍的鉴别”，参考关于如何评估这一诊断标准的讨论。如果检查者确定诊断是由于其他躯体疾病所致的精神病性障碍或物质/药物所致的精神病性障碍，则应该将该诊断记录在诊断总评分表中精神分裂症谱系及其他精神病性障碍的下方。注意，某些精神病性症状的出现（例如，听幻觉以外的其他形式的幻觉）或某种非典型的病程（例如，60 岁后首发精神病性症状）都强烈提示其他躯体疾病或物质/药物作为病因的可能性。

在受访者既有原发性精神病性症状，又有由于其他躯体疾病所致的或物质/药物所致的精神病性症状的情况下，若检查者首先询问继发性发作，条目 C10 之下 “否” 的箭头指向一个框，指示检查者在诊断由于其他躯体疾病所致的或物质/药物所致的精神病性障碍之后返回至条目 C3（第 57 页），再次进行 C 模块的评估以决定是否存在原发性精神病性障碍。但是，若检查者首先询问原发性发作，条目 C10 会评估为 “是”（即符合原发性障碍的诊断）而跳至条目 C33，完成其时序的评估后，会进入条目 C42 的评估，应将其评估为 “是”，下面方框的指导语会要求检查者返回条目 C3（第 57 页），从头再做 C 模块，以决定是否还存在继发性精神病性障碍。

10.5.4 分裂情感性障碍的评估（C12—C16）

如果以下两条适用的话，则从这里继续 SCID-5-CV 检查：

1. 精神分裂症诊断标准 A（条目 C3）评估为“是”（即至少 1 个月的活动期症状）；并且
2. 精神分裂症诊断标准 D(1) 和 D(2) 均不符合；因此，条目 C4 评估为“否”（即心境发作与精神病性症状有段时间重叠，**而且**心境发作的总病程为紊乱总病程的 50%及以上）。

诊断标准 A——病程。虽然该诊断标准没有明确提到最短病程，但是假定重性抑郁发作或者躁狂发作的最短病程在该诊断标准是适用的。因此，心境症状与精神病性症状重叠的时间在重性抑郁发作必须至少达到 2 周，或者在躁狂发作必须至少达到 1 周。分裂情感性障碍实际的心境发作时间通常要长得多，可达数月甚至数年。

要分清某个特定的症状在多大程度上归因于心境发作、精神分裂症的诊断标准 A 症状、药物的副作用或三者的某种协同作用，在临床上具有挑战性。举例来说，抑郁症状很难与阴性症状或抗精神病药物的副反应相区别，并且很难确定紊乱的、兴奋的行为到底是精神分裂症诊断标准 A 症状的一部分还是躁狂发作的特征。所以，作为分裂情感性障碍的一部分而发生的重性抑郁发作，根据定义，必须以心境抑郁为特征，而不应仅仅有对活动的兴趣或愉悦感减少（因为难以区别它们与快感缺失这一典型的阴性症状）。

诊断标准 B——无心境发作时的妄想或幻觉。这一诊断标准确保在没有躁狂发作或重性抑郁发作的情况下，妄想或幻觉持续至少 2 周。诊断标准 B 理论上用于鉴别分裂情感性障碍与伴精神病性特征的心境障碍，因为在典型的伴精神病性特征的双相或重性抑郁障碍中，精神病性症状的出现仅限于心境障碍发作期间。不过，因为检查者已经询问过受访者所有的精神病性症状是否仅出现于躁狂发作或重性抑郁发作期间（条目 C2），诊断标准 B（条目 C13）评估为“否”表示发生于心境发作期之外的任何精神病性症状病程不足 2 周，这便既排除了伴精神病性特征的心境障碍，也排除了分裂情感性障碍。这些案例（即那些评估为“否”的）诊断为其他特定/未特定精神病性障碍。

诊断标准 C——大部分时间存在心境发作。这个条目与精神分裂症的诊断标准 D(2) 是相反的［即“若心境发作（不包括只有兴趣或愉悦感明显减少的重性抑郁发作）出现在症状活动期，则它们仅仅在此疾病的活动期和残留期整个病程中小部分（小于 50%）时间内存在。”］。因此，它要求心境发作的总病程达到紊乱总病程的 50% 及以上。理论上，它只能评估为“是”，因为通常只有当精神分裂症的诊断标准 D(2) 评估为“否”时才会来到这里。如果由于某种原因情况并非如此，那么，诊断应该是其他特定/未特定精神病性障碍。

诊断标准 D——并非由于其他躯体疾病所致或物质/药物所致。这条诊断标准要求检查者去考虑并排除其他躯体疾病或物质/药物作为病因的情况。可跳至本书第 9 章“其他躯体疾病和物质/药物病因与原发障碍的鉴别”，参考关于如何评估这一诊断标准的讨论。如果检查者确定诊断是由于其他躯体疾病所致的精神病性障碍或物质/药物所致的精神病性障碍，则应该将该诊断记录在诊断总评分表中精神分裂症谱系及其他精神病性障碍的下方。注意，某些精神病性症状的出现（例如，听幻觉以外的其他形式的幻觉）或某种非典型的病程（例如，60 岁后首发精神病性症状）都强烈提示其他躯体疾病或物质/药物作为病因的可能性。

在受访者既有原发性精神病性症状，又有由于其他躯体疾病所致的或物质/药物所致的精神病性症状的情况下，若检查者首先询问继发性发作，条目 C15 之下“否”的箭头指向一个框，指示检查者在诊断由于其他躯体疾病所致的或物质/药物所致的精神病性障碍之后返回至条目 C3 (第 57 页)，再次进行 C 模块的评估，以决定是否存在原发性精神病性障碍。但是，若检查者首先询问原发性发作，条目标签 C15 会评估为“是”(即符合原发性障碍的诊断) 而跳至条目 C35，完成其时序的评估后，会进入条目 C42 的评估，应将其评估为“是”，下面方框的指导语会要求检查者返回条目标签 C3 (第 57 页)，从头再做 C 模块，以决定是否还存在继发性精神病性障碍。

10.5.5 妄想障碍的评估 (C17—C23)

如果因为不符合精神分裂症的诊断标准 A (条目 C3 评估为“否”，即活动期的 5 项症状从未有 2 项及以上在同 1 个月内出现过)，从而排除了精神分裂症、精神分裂样障碍和分裂情感性障碍，那么从这里继续 SCID-5-CV 检查。

诊断标准 A——妄想持续 1 个月或以上。妄想障碍要求，通常在没有其他精神病性症状的情况下，妄想持续至少 1 个月。然而，如果受访者的歪曲信念仅限于自己的外貌或者不执行强迫行为的可怕后果，则要求检查者考虑，妄想是否可由伴缺乏自知力/妄想信念的躯体变形障碍或强迫症的诊断更好地解释。如果是这样，则检查者接下来应该跳出妄想障碍的评估，从条目 D1 (心境障碍的鉴别诊断) 继续。

诊断标准 B——从未符合精神分裂症的诊断标准 A。精神分裂症活动期症状与妄想同时存在的时间从未超过 1 个月或者更久。这一要求的例外情况是与妄想主题相关的长期的幻嗅或幻触 (例如，受访者存在邻居们都在躲他的妄想，因而相关地知觉到自己发出难闻的体臭)。

诊断标准 C——没有其他症状或功能损害。与精神分裂症相反，只要检查者不涉及妄想系统，有妄想障碍的个体通常表现得似乎没有精神疾病。

诊断标准 D——心境发作相对于妄想的病程而言是短暂的。类似于精神分裂症的诊断标准 D，该诊断标准对既有心境发作又长期存在妄想的个体进行鉴别诊断。如果受访者心境发作相对于妄想的总病程而言是短暂的，那么诊断符合妄想障碍，检查者按照指导应将该条目评估为“是”，并继续评估剩下的妄想障碍诊断标准。举例来说，多年来存在持续且明显的妄想，但仅有偶尔且相对短暂的心境发作，应诊断为妄想障碍。如果与妄想的病程相比，心境发作并非是短暂的，则需要鉴别下列两个诊断：1) 伴精神病性特征的心境障碍，在妄想仅仅出现在心境发作期的情况下；或者 2) 其他特定/未特定精神病性障碍，在症状是并不短暂的心境发作且受访者在无明显心境症状的时段也有妄想的情况下。(分裂情感性障碍不是鉴别诊断之一，它要求精神病性症状符合精神分裂症的诊断标准 A，因此要求有除妄想以外的其他精神病性症状。) 鉴于 C 模块条目 C2 要求检查者评估精神病性症状是否仅发生于心境发作期 (在这种情况下要求检查者直接跳至 D 模块)，所以剩下的唯一表现就是妄想伴并不短暂的心境发作；因此诊断标准 D 评估为“否”，继而跳至其他特定/未特定精神病性障碍。

诊断标准 E——并非由于其他躯体疾病所致或物质/药物所致。这条诊断标准的第一部分要求检查者去考虑并排除其他躯体疾病或物质/药物作为病因的情况。可跳至本书第 9 章“其他躯体疾病和物质/药物病因与原发障碍的鉴别"，参考关于如何评估这一诊断标准的讨论。如果检查者确定诊断是由于其他躯体疾病所致的精神病性障碍或物质/药物所致的精神病性障碍，则应该将该诊断记录在诊断总评分表中精神分裂症谱系及其他精神病性障碍的下方。注意，某些精神病性症状的出现（例如，听幻觉以外的其他形式的幻觉）或某种非典型的病程（例如，60 岁后首发精神病性症状）都强烈提示其他躯体疾病或物质/药物作为病因的可能性。

在受访者既有原发性精神病性症状，又有由于其他躯体疾病所致的或物质/药物所致的精神病性症状的情况下，若检查者首先询问继发性发作，条目 C21 之下"否"的箭头指向一个框，指示检查者在诊断由于其他躯体疾病所致的或物质/药物所致的精神病性障碍之后返回至条目 C3 (第 57 页)，再次进行 C 模块的评估，以决定是否存在原发性精神病性障碍。但是，若检查者首先询问原发性发作，条目 C21 会评估为 "是" (即符合原发性障碍的诊断) 而跳至条目 C37，完成其时序的评估后，会进入条目 C42 的评估，应将其评估为 "是"，下面方框的指导语会要求检查者返回条目 C3 (第 57 页)，从头再做 C 模块，以决定是否还存在继发性精神病性障碍。

第二部分提醒检查者，如果症状可由其他精神障碍来更好地解释，就不要诊断妄想障碍。在妄想障碍评估的开始，通过跳转指导语，已经排除了强迫症和躯体变形障碍的妄想表现。注意，疾病焦虑障碍的妄想（例如，尽管没有医学证据的支持，仍相信自己即将死于脑肿瘤）属于妄想障碍，不能排除在外（即疾病焦虑障碍**没有**相关的伴缺乏自知力/妄想信念的标注)。

10.5.6 短暂精神病性障碍的评估 (C24—C27)

这一诊断适用于以下情况：精神病性发作持续至少 1 天，但不足 1 个月，且不是心境障碍、之前描述的任何更特定的精神病性障碍、由于其他躯体疾病所致的精神病性障碍或物质/药物所致的精神病性障碍的一部分。

10.5.7 其他特定/未特定精神分裂症谱系及其他精神病性障碍的评估 (C28—C31)

定义这一障碍的段落 (DSM-5 中文版，第 117 页) 被转换为 SCID-5-CV 中一组四项的评估。其他特定/未特定精神分裂症谱系及其他精神病性障碍综合了 DSM-5 中其他特定**和**未特定精神分裂症谱系及其他精神病性障碍的类别，因为二者的区别完全取决于编码和记录（即如果检查者选择要标明症状表现不符合特定的精神分裂症谱系及其他精神病性障碍诊断标准的原因，则适合使用 "其他特定"，如果检查者选择**不**标明原因，则适合使用 "未特定")。因此，检查者只需要在诊断总评分表上区分 "其他特定" 和 "未特定" 类别即可。

精神分裂症谱系及其他精神病性障碍的特征性症状。这一分类适合以精神分裂症谱系及其他精神病性障碍的 "特征性" 症状为主要临床征象的情况（即定义精神分裂症谱系及其他精神病性障碍的 5 个领域之一的异常：妄想、幻觉、言语紊乱、紊乱的或紧张症的行为以及阴性症状)。

症状导致有临床意义的痛苦或功能损害。该条目明确了这一分类，和所有其他特定/未特定分类一样，必须符合一个基本要求，即症状足够严重以致对受访者的生活造成了不良影响。

并非由于其他躯体疾病所致或物质/药物所致。这条诊断标准的第一部分要求检查者去考虑并排除其他躯体疾病或物质/药物作为病因的情况。可跳至本书第 9 章 “其他躯体疾病和物质/药物病因与原发障碍的鉴别”，参考关于如何评估这一诊断标准的讨论。如果检查者确定诊断是由于其他躯体疾病所致的精神病性障碍或物质/药物所致的精神病性障碍，则应该将该诊断记录在诊断总评分表中精神分裂症谱系及其他精神病性障碍的下方。

在受访者既有原发性精神病性症状，又有由于其他躯体疾病所致的或物质/药物所致的精神病性症状的情况下，若检查者首先询问继发性发作，条目 C30 之下“否”的箭头指向一个框，指示检查者在诊断由于其他躯体疾病所致的或物质/药物所致的精神病性障碍之后返回至条目 C3 (第 57 页)，再次进行 C 模块的评估，以决定是否存在原发性精神病性障碍。但是，若检查者首先询问原发性发作，条目 C30 会评估为“是”(即符合原发性障碍的诊断) 而跳至条目 C39，完成其时序的评估后，会进入条目 C42 的评估，应将其评估为“是”，下面方框的指导语会要求检查者返回条目 C3 (第 57 页)，从头再做 C 模块，以决定是否还存在继发性精神病性障碍。

10.5.8 精神病性障碍时序的评估 (C32—C42)

在做出一种精神分裂症谱系及其他精神病性障碍的诊断之后，检查者根据指示来到时序部分，确定障碍是否为目前, DSM-5 对此决策并未提供明确的指导。像 SCID-5-CV 对其他障碍的处理，要求在最近一整个月内完全符合诊断标准，并不适合精神病性障碍。因此，作为各类精神分裂症谱系及其他精神病性障碍诊断标准一部分的最短病程阈值并不适合用来确定该障碍是否为“目前”。在咨询了 DSM-5 精神病性障碍工作组之后, SCID-5-CV 采用以下的障碍特异性诊断标准来表示活动期的疾病:

1. **精神分裂症** (条目 C32) ——如果在最近 1 个月内任意长短的时间符合活动期诊断标准，即认为障碍为目前。
2. **精神分裂样障碍** (条目 C33) ——如果在最近 1 个月内任意长短的时间符合活动期诊断标准，即认为障碍为目前。
3. **分裂情感性障碍** (条目 C35) ——如果在最近 1 个月内某个时间点，符合躁狂发作或重性抑郁发作诊断标准 (病程除外) 的症状与符合精神分裂症诊断标准 A 的症状同时存在，或者，在最近 1 个月内，在无躁狂或重性抑郁发作时存在妄想或幻觉，均可认为障碍为目前。
4. **妄想障碍** (条目 C37) ——如果在最近 1 个月内任何时候出现妄想，即认为障碍为目前。
5. **短暂精神病性障碍** (条目 C38) ——如果在最近 1 个月内某个时间点存在妄想、幻觉或言语紊乱，即认为障碍为目前。
6. **其他特定/未特定精神分裂症谱系及其他精神病性障碍** (条目 C39) ——如果在最近 1 个月内出现过精神病性症状，即认为障碍为目前。

对于上述每个障碍，如果符合“目前”的诊断标准，则应该评估为“是”，表明精神分裂症谱系及其他精神病性障碍的诊断是目前，应该在诊断总评分表上相应诊断的那一行中的“目前”选项上画圈。如果**不**符合“目前”的诊断标准，该项应该评估为“否”(表明诊断的既往史)，应该在诊断总评分表上相应诊断的那一行中的“既往”选项上画圈。

在诊断总评分表中，哪一行适合用来记录其他特定/未特定精神分裂症谱系及其他精神病性障碍取决于 DSM-5 诊断是其他特定精神分裂症谱系及其他精神病性障碍，**还是**未特定精神分裂症谱系及其他精神病性障碍。如果检查者选择在诊断总评分表的横线上给出临床表现为什么不符合特定的精神分裂症谱系及其他精神病性障碍诊断标准的原因，则诊断应该为其他特定精神分裂症谱系及其他精神病性障碍（应在诊断总评分表上相应选项上画圈）。否则，诊断应为未特定精神分裂症谱系及其他精神病性障碍，并在诊断总评分表上相应选项上画圈。

10.6 D 模块：心境障碍的鉴别诊断

A 模块用于评估重性抑郁发作、躁狂发作和轻躁狂发作，而本模块是用于记录双相Ⅰ型障碍、双相Ⅱ型障碍、其他特定/未特定双相及相关障碍（包括环性心境障碍）、重性抑郁障碍和其他特定/未特定抑郁障碍。如果有以下两种情况之一，检查者则应该对本模块进行评估：1）目前或既往曾有 1 次或多次的心境发作（来自 A 模块），**且**这些心境发作不都是分裂情感性障碍诊断的一部分（来自 C 模块）；**或者** 2）存在不符合心境发作或心境障碍（例如，持续性抑郁障碍）诊断标准，但又有临床意义的心境症状。[如果在 D 模块开始的跳转指令条目 D1，即“(检查者判断）是否有过任何有临床意义的心境症状，且不能被分裂情感性障碍（参考 C 模块）解释?”评估为“否”，检查者按照指令跳至 E 模块（物质使用障碍），条目 E1。] 同 C 模块一样，D 模块的任务是根据 A 模块、B 模块和 C 模块收集到的信息来评估是否符合心境障碍的特定诊断标准。

10.6.1 双相Ⅰ型障碍的评估（D2—D4）

诊断标准 A——至少 1 次躁狂发作。诊断双相Ⅰ型障碍的最低要求是受访者以往有过 1 次躁狂发作。因此，如果在 A 模块中有 1 次目前或既往的躁狂发作，则该条目评估为“是”。

诊断标准 B——心境发作的出现不能用分裂情感性障碍或其他精神病性障碍来更好地解释。如果在 C 模块已经诊断了精神病性障碍，是否要给出双相Ⅰ型障碍的共病诊断取决于是否出现过**除**分裂情感性障碍或其他精神病性障碍**以外**的躁狂发作。鉴于分裂情感性障碍的定义包含了躁狂发作的表现，在分裂情感性障碍诊断背景下出现的躁狂发作被认为可由分裂情感性障碍来“解释”，不应该再诊断双相Ⅰ型障碍。但是，当“用……来更好地解释”的表述用于其他精神病性障碍时，例如，精神分裂症和妄想障碍，其说明并没有这么清楚。DSM-Ⅳ的这一诊断标准对分裂情感性障碍和其他精神病性障碍进行了不同的处理，如果躁狂发作是“叠加于精神分裂症、精神分裂样障碍、妄想障碍或未特定精神病性障碍之上”（第 388 页），则排除双相Ⅰ型障碍的诊断；需要诊断为未特定双相障碍中的叠加在精神病性障碍之上的躁狂发作的亚型。但是，不同于 DSM-Ⅳ，DSM-5 中使用“用……来更好地解释”代替了“叠加于”(并且 DSM-5 正文再没有其他说明)，这就意味着在除分裂情感性障碍以外的精神病性障碍期间出现的躁狂发作，可计入双相Ⅰ型障碍的诊断，因此，可做出精神病性障碍与双相Ⅰ型障碍的共病诊断。但是，在 DSM-TR 中，又将处理方式改回了 DSM-IV 的方式，SCID-5 的诊断标准也做出了相应改变，重新使用“叠加于”的概念。

目前（或最近）发作的类型。双相Ⅰ型障碍评估的最后是检查者评估目前发作的类型（若双相Ⅰ型障碍处于缓解期，则评估最近一次发作）。发作类型用来确定双相Ⅰ型障碍的诊断编码，之后将记录在诊断总评分表上。需要标明的 4 种发作类型为：躁狂、重性抑郁、轻躁狂和未特定。如果除了病程诊断标准以外，发作完全符合躁狂、重性抑郁或轻躁狂发作的诊断标准，则考虑“未特定”。注意，如果同时符合躁狂发作和重性抑郁发作的诊断标准，目前（或最近）的发作应视为躁狂发作。

10.6.2 双相Ⅱ型障碍的评估（D5—D8）

诊断标准 A——至少 1 次轻躁狂发作和至少 1 次重性抑郁发作。双相Ⅱ型障碍诊断的最低要求是受访者以往有过 1 次轻躁狂发作和 1 次重性抑郁发作。因此，如果在 A 模块中有 1 次目前或既往重性抑郁发作以及 1 次目前或既往轻躁狂发作，则该条目评估为“是”。

诊断标准 B——从未有过躁狂发作。如果任何时候有过躁狂发作，D 模块的跳转模式就会阻止检查者进行双相Ⅱ型障碍的评估。鉴于双相Ⅰ型障碍的评估已经排除了原发性躁狂发作，因此条目 D5 标示有意省略这一标准。

诊断标准 C——轻躁狂发作和重性抑郁发作的出现不能用分裂情感性障碍或其他精神病性障碍来更好地解释。如果 C 模块已经诊断了精神病性障碍，是否要给出双相Ⅱ型障碍的共病诊断取决于是否出现过**除**分裂情感性障碍或其他精神病性障碍**以外**的轻躁狂和重性抑郁发作。鉴于分裂情感性障碍的定义包含了重性抑郁发作的存在，在分裂情感性障碍的诊断背景下出现的重性抑郁发作被认为可由分裂情感性障碍来“解释”，不应该再诊断双相Ⅱ型障碍。但是，当“用……来更好地解释”的表述用于其他精神病性障碍时，例如，精神分裂症和妄想障碍，其说明并没有这么清楚。DSM-Ⅳ的这一诊断标准对分裂情感性障碍和其他精神病性障碍进行了不同的处理，如果重性抑郁发作和轻躁狂发作是“叠加于精神分裂症、精神分裂样障碍、妄想障碍或未特定精神病性障碍之上”(DSM-Ⅳ英文版，第 397 页)，则排除双相Ⅱ型障碍的诊断。对此的解释是，如果重性抑郁发作和轻躁狂发作出现于精神病性障碍的病程之中，则不能将它们计入双相Ⅱ型障碍的诊断，需要诊断为未特定双相障碍中的叠加在精神病性障碍之上的抑郁发作和轻躁狂发作的亚型。DSM-5 以“用……来更好地解释”代替“叠加于”(并且 DSM-5 正文再没有其他说明)，这就意味着在除分裂情感性障碍以外的精神病性障碍期间出现的重性抑郁发作和轻躁狂发作，可计入双相Ⅱ型障碍的诊断，因此，可做出精神病性障碍与双相Ⅱ型障碍的共病诊断。但是，在 DSM-TR 中，又将处理方式改回了 DSM-IV 的方式，SCID-5 的诊断标准也做出了相应改变，重新使用“叠加于”的概念。

诊断标准 D——抑郁或不可预测性导致了痛苦或功能损害。在双相Ⅱ型障碍中，必须存在有临床意义的痛苦或损害，这可能源自重性抑郁发作本身，通常十分严重，或者源自抑郁和轻躁狂交替出现的不可预测性。轻躁狂发作本身不会导致痛苦或功能损害。

10.6.3 其他特定/未特定双相及相关障碍的评估（D9—D12）

如果存在双相及相关障碍的特征性症状，但不符合双相Ⅰ型障碍或双相Ⅱ型障碍的诊断标准，则应该考虑其他特定/未特定双相及相关障碍。定义其他特定/未特定双相及相关障碍的段落（DSM-5 中文版，第 142—143 页）在 SCID-5-CV 中被转换为一组四项的评估。其他特定/未特定双相及相关障碍综合了 DSM-5 中其他特定**和**未特定双相及相关障碍的类别，因为二者的区别完全取决于编码和记录（即如果检查者选择要标明症状表现不符合特定的双相及相关障碍诊断标准的原因，则适合使用“其他特定”；如果检查者选择**不**标明原因，则适合使用“未特定”）。因此，检查者只需要在诊断总评分表上区分“其他特定”和“未特定”类别即可。鉴于 SCID-5-CV 没有包含 DSM-5 环性心境障碍这一类别，症状符合环性心境障碍诊断标准的受访者在 SCID-5-CV 中会被诊断为其他特定双相及相关障碍。

双相及相关障碍的特征性症状。这一条目表明，这一分类适合存在明显的心境高涨、欣快或易激惹的时间段，但又不符合任何一种双相及相关障碍（即双相Ⅰ型障碍或双相Ⅱ型障碍）诊断标准的症状表现。因为 SCID-5-CV 没有包含 DSM-5 环性心境障碍这一类别，症状符合环性心境障碍诊断标准的受访者在 SCID-5-CV 中会被诊断为其他特定双相及相关障碍。

症状导致有临床意义的痛苦或功能损害。该条目明确了这一分类，和所有其他特定/未特定分类一样，必须符合一个基本要求，即症状足够严重以致对受访者的生活造成了不良影响。

并非由于其他躯体疾病所致或物质/药物所致。这条诊断标准指导检查者去考虑并排除其他躯体疾病或物质/药物作为双相及相关症状病因的情况，若未排除这些病因，则应该诊断由于其他躯体疾病所致的双相及相关障碍或者物质/药物所致的双相及相关障碍。可跳至本书第 9 章“其他躯体疾病和物质/药物病因与原发障碍的鉴别”，参考如何评估这一诊断标准的讨论。如果检查者确定诊断是由于其他躯体疾病所致的双相及相关障碍或物质/药物所致的双相及相关障碍，那么该诊断应该记录在诊断总评分表中。

10.6.4 重性抑郁障碍的评估（D13—D16）

至少 1 次重性抑郁发作。重性抑郁障碍诊断的最低要求是受访者一生有过 1 次重性抑郁发作。在 DSM-5 重性抑郁障碍标准集中没有单独的诊断标准来明确这一点。重性抑郁障碍的前三条诊断标准与重性抑郁发作的诊断标准 A、B、C 相同，因此在 SCID-5-CV 中合并成了一个条目。

诊断标准 D——重性抑郁发作的出现不能用分裂情感性障碍或其他精神病性障碍来更好地解释。如果在 C 模块已经诊断了精神病性障碍，是否要给出重性抑郁障碍的共病诊断取决于是否出现过**除**分裂情感性障碍或其他精神病性障碍**以外**的重性抑郁发作。鉴于分裂情感性障碍的定义包含了重性抑郁发作的存在，在分裂情感性障碍诊断背景下出现的重性抑郁发作被认为可由分裂情感性障碍来“解释”，不应该再诊断重性抑郁障碍。但是，当“用……来更好地解释”的表述用于其他精神病性障碍时，例如，精神分裂症和妄想障碍，其说明并没有这么清楚。DSM-Ⅳ的这条诊断标准对分裂情感性障碍和其他精神病性障碍进行了不同的处理，如果重性抑郁发作是“叠加于精神分裂症、精神分裂样障碍、妄想障碍或未特定精神病性障碍之上”，则排除重性抑郁障碍的诊断。对此的解释是，如果重性抑郁发作出现于精神病性障碍的病程中，不能将它们计入重性抑郁障碍的诊断，需要诊断为未特定抑郁障碍中的叠加在精神病性障碍之上的抑郁发作的亚型。DSM-5 以“用……来更好地解释”代替“叠加于”（并且 DSM-5 正文再没有其他说明），这就意味着在除分裂情感性障碍以外的精神病性障碍期间出现的重性抑郁发作，可计入重性抑郁障碍诊断，因此，可做出精神病性障碍与重性抑郁障碍的共病诊断。但是，在 DSM-TR 中，又将处理方式改回了 DSM-IV 的方式，SCID-5 的诊断标准也做出了相应改变，重新使用“叠加于”的概念。

诊断标准 E——从未有过躁狂或轻躁狂发作。如果任何时候有过躁狂发作或者轻躁狂发作，D 模块的跳转模式就会阻止检查者进行重性抑郁障碍（条目 D13）的评估，尽管如此，为了保险起见还是保留了这一条目。

单次发作或反复发作。重性抑郁障碍评估的最后是检查者评估出现的是单次发作还是反复发作。发作类型用来确定重性抑郁障碍的诊断编码，之后记录在诊断总评分表上。注意，如果要考虑重性抑郁障碍是反复的，检查者只需要确定抑郁症状至少 2 个月持续低于重性抑郁发作 5 项症状的阈值（即部分缓解）；也就是说，“反复发作”并不需要 2 个月的完全缓解期。

10.6.5 其他特定/未特定抑郁障碍的评估（D17—D20）

如果存在抑郁障碍的特征性症状，但不符合其他抑郁障碍或适应障碍的诊断标准，则应该考虑其他特定/未特定抑郁障碍。定义这一障碍的段落（DSM-5 中文版，第 176 页）在 SCID-5-CV 中被转换为一组四项的评估。其他特定/未特定抑郁障碍综合了 DSM-5 中的其他特定**和**未特定抑郁障碍的类别，因为二者的区别完全取决于编码和记录（即如果检查者选择要标明症状表现不符合特定的抑郁障碍诊断标准的原因，则适合使用“其他特定”；如果检查者选择**不**标明原因，则适合使用“未特定”）。因此，检查者只需要在诊断总评分表上区分“其他特定”和“未特定”类别即可。

抑郁障碍的特征性症状。这一条目表明，这一分类适合存在明显的抑郁心境或者丧失兴趣或愉悦感的时间段，但未能完全符合重性抑郁障碍、持续性抑郁障碍、经前期烦躁障碍、伴抑郁心境的适应障碍或伴混合性焦虑和抑郁心境的适应障碍诊断标准的情况。注意，DSM-5 遗漏了排除伴抑郁心境的适应障碍或伴混合性焦虑和抑郁心境的适应障碍的条文，SCID-5-CV 在此将其纳入回来。鉴于评估到这个条目时适应障碍尚未进行诊断，如果之后符合伴抑郁心境的适应障碍或伴混合性焦虑和抑郁心境的适应障碍的诊断标准，检查者可能需要回到这里修改这一评估。

症状导致有临床意义的痛苦或功能损害。该条目明确了这一分类，和所有其他特定/未特定分类一样，必须符合一个基本要求，即症状足够严重以致对受访者的生活造成了不良影响。

并非由于其他躯体疾病所致或物质/药物所致。这条标准指导检查者去考虑并排除其他躯体疾病或物质/药物作为抑郁症状病因的情况，若未排除这些病因，则应该诊断由于其他躯体疾病所致的抑郁障碍或者物质/药物所致的抑郁障碍。可跳至本书第 9 章“其他躯体疾病和物质/药物病因与原发障碍的鉴别”，参考如何评估这一诊断标准的讨论。如果检查者确定诊断是由于其他躯体疾病所致的抑郁障碍或者物质/药物所致的抑郁障碍，那么该诊断应该记录在诊断总评分表中抑郁障碍的下方。

10.6.6 双相障碍时序的评估（D21—D39）

在做出双相Ⅰ型障碍、双相Ⅱ型障碍或者其他特定/未特定双相及相关障碍的诊断之后，检查者根据指示来到时序部分。检查者要做的第一步是，根据诊断和目前（或最近）发作的类型选择合适的条目，评估在最近 1 个月内是否符合诊断标准，具体如下：

双相Ⅰ型障碍。*目前或最近躁狂发作（条目 D22）*。如果症状在最近 1 个月内符合躁狂发作诊断标准，检查者应该将条目 D22 评估为“是”，表明双相Ⅰ型障碍是目前。注意，如果要考虑为目前，那么所要求的最短病程（即躁狂发作达到 1 周；或若严重到需要住院，则可以少于 1 周）至少应该在最近 4 周内**完整地**出现。接下来，检查者应按照“目前”下方箭头的指示进入方框，根据目前的严重程度（轻度、中度、重度）及存在的精神病性症状选择诊断，而后在记录单诊断总评分表上相应的“目前”选项上画圈。如果在最近 1 个月内不符合症状标准，则条目 D22 应该评估为“否”，接下来，检查者应按照“既往”下方箭头的指示进入方框，根据缓解的程度（部分缓解、完全缓解）选择诊断。而后在记录单诊断总评分表上相应的“既往”选项上画圈。

目前或最近重性抑郁发作（条目 D25）。如果症状在最近 1 个月内符合重性抑郁发作诊断标准，检查者应该将条目 D25 评估为“是”，表明双相Ⅰ型障碍是目前。注意，如果要考虑为目前，那么至少所要求的最短病程（即重性抑郁发作达到 2 周）应该在最近 4 周内**完整地**出现。接下来，检查者应按照“目前”下方箭头的指示进入方框，根据目前的严重程度（轻度、中度、重度）及出现的精神病性症状选择诊断，而后在记录单诊断总评分表上相应的“目前”选项上画圈。如果在最近 1 个月内不符合症状标准，则条目 D25 应该评估为“否”，接下来，检查者应当按照“既往”下方箭头的指示进入方框，根据缓解的程度（部分缓解、完全缓解）选择诊断。而后在记录单诊断总评分表上相应的“既往”选项上画圈。

注意，如果同时完全符合重性抑郁发作和躁狂发作的诊断标准，则认为受访者为目前躁狂发作，伴混合特征，条目 D22 应该评估为“是”；评估重性抑郁发作的条目 D25 应为“否”。这一诊断方法遵循 DSM-5 中文版诊断标准 C 的伴混合特征标注：

> 鉴于完全躁狂发作的显著损害和临床严重性，如果个体的症状同时完全符合躁狂发作和抑郁发作的诊断标准，则应诊断为躁狂发作，伴混合特征。(第 144 页)

因为 SCID-5-CV 仅包含能够进行特定编码的标注，而伴混合特征的标注没有诊断编码，所以没有包含对目前躁狂发作伴混合特征的评估。

目前或最近轻躁狂发作（条目 D28）。如果症状在最近 1 个月内符合轻躁狂发作诊断标准，检查者应该将条目 D28 评估为“是”，表示双相Ⅰ型障碍是目前。注意，如果要考虑为目前，那么至少所要求的最短病程（即轻躁狂发作达到 4 天）应该在最近 4 周内**完整地**出现。接下来，检查者应按照“目前”下方箭头的指示进入方框，做出诊断，而后在记录单诊断总评分表上相应的“目前”选项上画圈。如果在最近 1 个月内不符合症状标准，则条目 D28 应该评估为“否”，接下来，检查者应当按照“既往”下方箭头的指示进入方框，根据缓解的程度（部分缓解、完全缓解）选择诊断。然后在记录单诊断总评分表上相应的“既往”选项上画圈。

目前或最近未特定发作（条目 D30）。如果症状在最近 1 个月内除了病程之外完全符合躁狂发作、轻躁狂发作或者重性抑郁发作的症状标准，检查者应该将条目 D30 评估为“是”，表明双相Ⅰ型障碍是目前。接下来，检查者应按照“目前”下方箭头的指示进入方框，做出诊断，而后在记录单诊断总评分表上相应的“目前”选项上画圈。如果在最近 1 个月内，躁狂发作、轻躁狂发作或者重性抑郁发作的症状诊断标准在阈值以下（并且最近的发作符合躁狂发作、轻躁狂发作或重性抑郁发作的严重程度标准，但不符合病程标准），则条目 D30 应该评估为“否”，接下来，检查者应当按照“既往”下方箭头的指示进入方框，做出诊断。而后在记录单诊断总评分表上相应的“既往”选项上画圈。

双相Ⅱ型障碍。*目前或最近轻躁狂发作（条目 D31）*。如果症状在最近 1 个月内符合轻躁狂发作诊断标准，检查者应该将条目 D31 评估为“是”，表明双相Ⅱ型障碍是目前。注意，如果要考虑为目前，那么至少所要求的最短病程（即轻躁狂发作达到 4 天）应该在最近 4 周内**完整地**出现。接下来，检查者应按照“目前”下方箭头的指示进入方框，做出诊断，而后在记录单诊断总评分表上相应的“目前”选项上画圈。如果在最近 1 个月内不符合诊断标准，则条目 D31 应该评估为“否”，接下来，检查者应当按照“既往”下方箭头的指示进入方框，根据缓解的程度（部分缓解、完全缓解）选择诊断。然后在记录单诊断总评分表上相应的“既往”选项上画圈。

目前或最近重性抑郁发作（条目 D33）。如果症状在最近 1 个月内符合重性抑郁发作诊断标准，检查者应该将条目 D33 评估为“是”，表明双相Ⅱ型障碍是目前。注意，如果要考虑为目前，那么至少所要求的最短病程（即重性抑郁发作达到 2 周）应该在最近 4 周内**完整地**出现。接下来，检查者应按照“目前”下方箭头的指示进入方框，根据目前的严重程度（轻度、中度、重度）及出现的精神病性症状选择诊断，而后在记录单诊断总评分表上相应的“目前”选项上画圈。如果在最近 1 个月内不符合症状诊断标准，则条目 D33 应该评估为“否”，接下来，检查者应当按照“既往”下方箭头的指示进入方框，根据缓解的程度（部分缓解、完全缓解）选择诊断。然后在记录单诊断总评分表上相应的“既往”选项上画圈。

其他特定/未特定双相及相关障碍（条目 D36）。如果在最近 1 个月内存在双相及相关障碍的特征性症状，但不符合特定的双相及相关障碍诊断标准，并导致了具有临床意义的痛苦或功能损害，则检查者应该将条目 D36 评估为“是”，表明其他特定/未特定双相及相关障碍是目前。接下来，检查者应按照“目前”下方箭头的指示进入方框选择诊断，而后在记录单诊断总评分表上相应的“目前”选项上画圈。如果在最近 1 个月内没有双相及相关障碍的症状，则条目 D36 应该评估为“否”，接下来检查者应当按照“既往”下方箭头的指示进入方框选择诊断，而后应该在记录单诊断总评分表上相应的“既往”选项上画圈。

正如诊断总评分表上所述，编码的例外情况适用于其他特定/未特定双相及相关障碍。如果表现符合环性心境障碍（包括在 SCID-5-RV 中，但不包括在 SCID-5-CV 中），则给予环性心境障碍的诊断编码 F34.0，而不是其他特定双相及相关障碍的诊断编码 F31.8。

10.6.7 抑郁障碍时序的评估（D40—D47）

在做出重性抑郁障碍或者其他特定/未特定抑郁障碍的诊断之后，检查者被带至时序部分。检查者要做的第一步是，根据诊断选择合适的条目，具体如下：

重性抑郁障碍（条目 D41）。如果症状在最近 1 个月内符合重性抑郁发作诊断标准，检查者应该将条目 D41 评估为“是”，表明重性抑郁障碍是目前。注意，如果要考虑目前，那么至少所要求的最短病程（即重性抑郁发作达到 2 周）应该在最近 4 周内**完整地**出现。接下来，检查者应按照“目前”下方箭头的指示进入方框，根据目前的严重程度（轻度、中度、重度）及出现的精神病性症状进行选择，而后根据发作次数（单次或反复）在记录单诊断总评分表中选择诊断并在相应的“目前”选项上画圈。如果在最近 1 个月内不符合症状诊断标准，则条目 D41 应该评估为“否”，接下来，检查者应当按照“既往”下方箭头的指示进入方框，根据缓解的程度（部分缓解、完全缓解）进行选择，而后根据既往的发作次数（单次或反复）在记录单诊断总评分表中选择诊断并在相应的“既往”选项上画圈。

其他特定/未特定抑郁障碍（条目 D44）。如果在最近 1 个月内，抑郁症状导致了具有临床意义的痛苦或功能损害，则检查者应该将条目 D44 评估为“是”，表明其他特定/未特定抑郁障碍是目前，接下来检查者应按照“目前”下方箭头的指示进入方框选择诊断，而后在记录单诊断总评分表上相应的“目前”选项上画圈。如果在最近 1 个月内没有抑郁症状，则条目 D44 应该评估为“否”，接下来检查者应当按照“既往”下方箭头的指示进入方框选择诊断，而后应该在记录单诊断总评分表上相应的“既往”选项上画圈。

10.7 E 模块：物质使用障碍

本模块包含物质使用障碍的评估，涉及由于受访者的物质使用模式所导致的问题。SCID 将酒精使用障碍与其他物质使用障碍的评估分开了，因为酒精是合法的，酒精的使用比其他物质更加普遍，而且多数使用者没有相关的问题。与物质/药物对中枢神经系统直接作用相关的精神病症状（例如，精神病、抑郁、焦虑）被诊断为物质/药物所致的精神障碍，这些诊断根据症状表现的类型分布在 SCID-5-CV 各模块中（即 A 模块和 D 模块中的物质/药物所致的抑郁障碍和物质/药物所致的双相及相关障碍，C 模块中的物质/药物所致的精神病性障碍，F 模块中的物质/药物所致的焦虑障碍，以及 G 模块中的物质/药物所致的强迫及相关障碍）。

10.7.1 最近 12 个月酒精使用障碍的评估（E1—E14）

因为概述最后一部分（“其他目前问题”）包括 5 个有关目前酒精使用的问题（即“在最近 12 个月内，你是否喝过酒?”“在最近 12 个月内有多少天喝过酒?”“在这些天里，你喝什么酒，每天喝多少?”“你通常是独自喝还是有别人在场时喝?”“通常有谁在场?”），所以，在开始酒精使用障碍这部分时，检查者应该已经对受访者的目前酒精使用史有大致的了解。因此，以概述问题的回答作为背景，检查者在开始最近 12 个月酒精使用障碍的评估时，需确定是否因为没有任何证据显示在最近 12 个月内有酒精使用障碍的可能性而完全跳过这一部分的评估。为了做出这个决定，检查者在开始这部分时要请受访者描述自己的饮酒习惯。如果受访者对在最近 12 个月内使用过任何酒精的否认令人信服，那么检查者应跳至第 83 页非酒精物质使用障碍的评估。

如果受访者报告在最近 12 个月内使用过酒精，检查者跟进询问以确定受访者在最近 12 个月内的酒精使用是否超过了最低阈值（即在最近 12 个月内，饮酒至少有 6 次），如果低于该阈值，则不可能存在酒精使用障碍。注意，这个问题不是询问在最近 1 年内喝酒的杯数，而是询问受访者喝酒的次数（即“喝酒活动”）。在喝得少的情况下，一次喝酒活动可能只喝了 1 杯酒（例如，在吃饭的时候或者与朋友在酒吧的时候喝了 1 杯红酒），但在极端的情况下，喝酒活动可能是在大学兄弟会上整晚狂饮时喝了许多杯酒。如果受访者对使用酒精次数低于 1 年 6 次这一阈值的报告令人信服，那么，检查者可以跳至非酒精物质使用障碍的评估，从第 83 页开始。标准的 SCID-5-CV 跳转规则尤其适合这里：如有疑问，不要跳转！

酒精（及其他物质）使用障碍的特征是有问题的酒精或物质使用模式，正如在 12 个月内出现的下列 11 个诊断标准中的至少 2 个症状所表现出的那样，这种模式导致了有临床意义的损害或痛苦。在 DSM-Ⅳ中，很多括号里的例子同条目放在一起，它们也被纳入到 SCID-5-CV 中，以帮助检查者做出可靠的评估。

诊断标准 A(1)——比意图的量更大/时间更长。该条目旨在获得关于受访者限制自己饮酒的失败尝试的信息（例如，“我只会喝几杯啤酒，然后就回家”；“我只会在酒吧待半小时”）。注意，打破这些自我设定限制的情况（例如，受访者最终喝了几箱 6 瓶装的啤酒；或者在酒吧里待了几个小时）必须**经常**出现才能编码为“是”。该条目的评估本身存在一些矛盾的地方 [诊断标准 A(2) 也是一样]；运用这一诊断标准时，受访者必须对存在的饮酒问题有足够的自知力（或者，想避免发展成饮酒问题），想控制自己的饮酒。因此，如果有人存在严重酗酒模式，但否认有任何控制或减少饮酒的需要或愿望，那么就不可能将该条目评估为“是”。

诊断标准 A(2)——有减少或控制酒精使用的持久欲望或失败努力。在以下两种情况下，该条目被评估为“是”。第一种情况是，如果受访者可能因为意识到在某种程度上自己的饮酒行为是有问题的，所以有持久的想要停止、减少或控制自己饮酒的欲望，则该条目评估为“是”。虽然 DSM-5 将“持久”的定义留给临床判断，但是，如果在至少 1 个月的大部分时间里，受访者有减少或控制饮酒的欲望，这就可以视为“持久”的最短时间。第二种情况是，如果受访者没有减少或控制饮酒的持久欲望，但还是做了减少或控制饮酒的失败尝试（例如，作为对家人反复要求的反应），那么也可以评估为“是”。注意，控制或减少酒精使用必须持续一段相当长的时间（例如，几个月或几年），才能认为减少或控制饮酒的努力是“成功的”(评估为“否”)。

诊断标准 A(3)——大量的时间花在酒精使用上。该条目涉及饮酒成为受访者生活重心的各个方面：获得酒精所花的时间、饮酒和醉酒所花的时间、从酒精的作用中恢复所花的时间。不同的人对什么是“大量的时间”可能会有不同的看法。对于该诊断标准，每周有 2 个晚上喝酒不算“大量的时间”，应该评估为“否”；而每周大多数晚上喝酒并且第二天有宿醉，就应该评估为“是”。

诊断标准 A(4)——渴求。如果当不饮酒时，存在对酒精使用的强烈冲动或欲望，则该条目评估为“是”。渴求的强度阈值应该是渴求给受访者造成了不良的影响。举例来说，饮酒的渴望是如此强烈，以致受访者难以考虑其他事情，或者导致明显的不适或大大削弱了受访者减少喝酒或戒酒的决心。对有些受访者而言，饮酒的冲动是与特定线索相关的，举例来说，去酒吧或者在街上碰到饮酒的朋友。为了探索这种可能性，跟进问题会询问渴求是否与特定情境相关。

诊断标准 A(5)——反复不能履行在工作、学校或家庭中的义务。将该条目评估为“是”需要有特定的证据，即酒精使用的影响（即中毒、戒断、宿醉）导致受访者至少 2 次无法履行其主要角色义务。以下所附的例子说明了可能会受到影响的一系列活动类型：多次旷工或工作表现差，缺勤、休学或被开除，忽视孩子或家庭责任。只是在工作中、在学校里或者在照顾孩子时上头，而相应功能没有明显的损害，不足以证明该项可评估为“是”。必须有证据表明，酒精的影响对这些领域之一功能的干扰是显著且反复的。

诊断标准 A(6)——尽管酒精使用导致了反复出现的人际问题，仍继续喝酒。与诊断标准 A(5) 类似，诊断标准 A(6) 反映了饮酒的后果所导致的社会或人际问题，举例来说，因为醉酒期间的争吵或者肢体冲突导致婚姻关系紧张。与诊断标准 A(5) 不同，诊断标准 A(6) 评估为“是”的要求是，尽管出现这些问题，受访者仍继续使用酒精。当人际冲突可能是潜在的关系问题所导致，而非受访者的酒精使用所导致时，这一条目可能就难以评估了。举例来说，配偶主张滴酒不沾且受访者因为其他事情与之有反复出现的婚姻关系紧张，两人就偶尔的非问题性饮酒而争吵，这类喝酒应评估为“否”。

诊断标准 A(7)——放弃工作、学校或家庭的重要活动，将时间花在喝酒上。酒精使用符合该诊断标准的受访者原型是“街头的酒鬼”，他们基本上放弃了与喝酒无关的一切活动。不过，诊断标准 A(7) 也适合以下情况，举例来说，一名业余运动员因为喝酒而停止体育运动，或者，一个人为了在家喝酒而不去见他所有的朋友。

诊断标准 A(8)——在对身体有危险的情境中反复使用。评估这个条目的常见错误是过度的纳入，认为在需要警觉的情况下，任何程度的酒精使用都符合这一诊断标准。只有在酒精使用导致的协调性或认知损伤足以导致身体有危险的情况下（例如，在醉酒时驾驶或狩猎），该条目才能评估为“是”。为了有助于正确询问，第一个问题简单地确定，受访者在进行需要协调性和专注力的活动之前是否喝过酒。如果受访者承认有过这种酒精使用，那么，跟进的问题就是确定受访者的损害实际上已经达到一定程度，即因为酒精所致的协调性或专注力受损而有人可能受到伤害。当评估受访者回答的诊断意义时，必须加以临床判断，要权衡个体酒精耐受的差异以及受访者弱化酒精对他们协调性和认知影响的倾向性。如果受访者承认在短时间内喝了大量的酒，然而否认这对自己的功能有任何影响，根据饮酒的量和个体的耐受水平，检查者可以推翻受访者的否定回答，认为受访者实际上已有功能受损。

醉酒后穿过一个危险的街区走回家，或者，在醉酒后与并不熟悉的人发生无保护的性行为，这些都无疑是危险的，但二者均不足以证明可以将该条目评估为“是”。该条目旨在评估因为饮酒造成的协调性或认知的损害将受访者或他人置于即刻危险中的行为。

诊断标准 A(9)——尽管知道酒精引起或加重了躯体或心理的问题，仍然继续使用酒精。与诊断标准 A(6)类似，诊断标准 A(9) 旨在了解强迫性的酒精使用模式，而不单单涉及饮酒所致的躯体或心理的不良后果。因此，如果检查者要将该条目评估为“是”，受访者首先必须承认知晓自己遭受的躯体或心理问题是饮酒所致的，并且，尽管知晓了这些，仍然继续饮酒。躯体问题的例子包括过度饮酒所致的肝硬化或食道出血；心理问题的例子有酗酒发作第二天的“黑蒙”（对中毒期间发生的事情无法回忆）、酒精所致的抑郁或者酗酒发作第二天的反跳性焦虑。最常见的酒精所致的有害躯体反应是宿醉。当宿醉严重且频繁但受访者仍然继续经常喝酒时，该条目足以评估为“是”。

诊断标准 A(10)——耐受。耐受是指个体需要喝更多的酒，才能达到与刚开始喝酒时同样的效果。虽然诊断标准 A(10) 要求，需要有“明显增加量”，究竟需要增加多少还需临床判断。在 DSM-Ⅲ-R 版中，耐受的诊断标准明确指出要增加至少 50%，但 DSM-Ⅳ舍弃了这一要求，因为它让人觉得是伪精确。任何一个经常喝酒的成年人，比他们作为正常青少年尝试喝酒的时候，耐受或多或少都会有所增加。该条目旨在找出那些耐受显著增加的个体（例如，“我以前喝 3 杯啤酒就醉了，现在我喝 12 瓶也不会醉”）。

诊断标准 A(11)——戒断。在停止或减少饮酒不久之后，出现特征性的酒精戒断综合征，表明了戒断的存在。在一些情况下，个体从不会允许戒断综合征的发生，正如这一诊断标准（b）部分所提到的，当个体预期戒断症状要出现的时候，会开始饮酒或者使用镇静剂。因为这一缘故，如果受访者否认有过戒断症状，检查者应询问，受访者是否在一天刚开始就喝酒或者服用其他药物，以避免戒断所致的不适。需要注意，对于该诊断标准（a）部分，在停止（或减少）酒精使用后的数小时到数天内，必须出现至少 2 项症状。2 项（或以上）症状不需要同时出现。正如这一诊断标准所提到的，根据症状、典型的饮酒量以及个体差异，戒断症状的病程各不相同。

符合酒精使用障碍的诊断标准 A。在最近 12 个月内存在诊断标准 A(1)—A(11) 中至少 2 项症状，则足以符合最近 12 个月酒精使用障碍的诊断标准。如果符合最低阈值，还要根据在最近 12 个月内出现的条目数标明严重程度的标注（轻度、中度和重度）。然后，检查者继续进行最近 12 个月内非酒精物质使用障碍的部分，从第 83 页开始。

10.7.2 最近 12 个月非酒精物质使用障碍的评估（E15—E76）

这部分开始是确定受访者在最近 12 个月内物质或精神药物的使用。SCID-5-CV 包括了 8 类物质：镇静剂、催眠药或抗焦虑药，大麻，兴奋剂，阿片类物质，苯环利定和相关物质，其他致幻剂，吸入剂，其他（或未知）物质。（注意，SCID-5-CV 中所包含的物质类别的排列顺序和组合与 DSM-5 中所包含的有所不同。DSM-5 将苯环利定和其他致幻剂列在同一物质类别中，称为“致幻剂相关障碍”；DSM-5 还包括烟草和咖啡因这两个独立的物质类别，但 SCID 没有包含它们。而且，DSM-5 按照字母的顺序排列物质的类别，而 SCID 中物质类别的顺序是为保持先前 SCID 版本的延续而选定的。）

从条目标签 E15 开始，检查者询问受访者对 SCID-5-CV 包含的 8 类物质中每类物质的使用情况。如果受访者表明在最近 12 个月内，使用过某类别中的某种物质，检查者应该在记录单那一物质类别“是”的选项上画圈，并记录使用过的特定药物的名称。如果受访者令人信服地否认了在最近 12 个月内使用过任何物质，那么检查者从 SCID-5-CV 条目标签 F1 继续，评估惊恐障碍。例如，第一类物质询问的是镇静剂、催眠药或抗焦虑药：“在最近 12 个月的任何时候，你服用过让你镇静、帮你放松或助你睡眠的药物吗？（例如，安定、阿普唑仑、劳拉西泮、氯硝西泮、唑吡坦、扎来普隆或佐匹克隆?）”如果受访者回答说，在最近 12 个月内，他经常服用唑吡坦来帮助睡眠，检查者会在指定的地方记录“唑吡坦”，并在右侧一栏的“是”上画圈。如果受访者承认使用过任何类别的任何物质（即条目 E15、E19、E23、E27、E31、E35、E39、E43 中有一项被评估为“是”），则检查者应该确定该物质使用是否达到或超过评估阈值，如果达到或超过评估阈值（即条目 E47 被评估为“是”），标明有必要进行物质使用障碍的评估。如果对于所有物质类别，物质使用量均低于评估阈值，那么检查者可跳出物质使用障碍的评估，继续条目 F1，评估惊恐障碍。

非法或娱乐性物质的设定阈值是，在最近 12 个月内使用过 6 次。如果某一物质类别达到这一阈值，那么，检查者接下来要进一步询问附加问题，了解物质使用的量和使用的后果［例如，“在最近 12 个月内，你什么时候使用（物质）最多?”“你使用的量如何?”“你使用（物质）是否给你带来了麻烦?”］。对于处方药或非处方药所采用的阈值不是根据受访者服药的次数，而是根据受访者是否在滥用药物：“在最近 12 个月内，你对（处方药/非处方药）上瘾或有依赖了吗？你任何时候是否使用药物的量比处方的量要大或者提前用完了处方药物？你任何时候是否频繁地看多名医生以保证你不会断药?”

在评估非酒精物质使用障碍的诊断标准 A(1)—A(11)（从条目 E49 开始）之前，对于在最近 12 个月内使用过多种物质的受访者，检查者需要确定重点应先放在哪类物质上。因此，在条目 E48 中，检查者需要判断是否有 2 种或以上物质类别达到评估阈值，如果只有一类，直接从 E49 开始评估，如果有多种，需要询问以下跟进问题：“在最近 12 个月内，给你带来最多麻烦的是哪种毒品或药物？哪种是使用最多的？哪种是首选的物质?”根据受访者的回答，检查者应该选出最可能做出物质使用障碍诊断的物质类别。该类物质评估结束后，无论是否符合物质使用障碍的诊断标准，检查者需要接着针对其他可能做出物质使用障碍诊断的物质类别重新评估标准 A(1)—A(11)。

诊断标准 A(1)——比意图的量更大/时间更长。该条目旨在获得关于受访者限制自己物质使用的失败尝试的信息（例如，“我今晚只吸几口”）。注意，打破这些自我设定限制的情况（例如，受访者最后抽了整整一支）必须**经常**出现才能编码为“是”。该条目的评估本身存在一些矛盾的地方［诊断标准 A(2)也是一样的］。运用这一诊断标准时，受访者必须对存在的物质使用问题有足够的自知力（或者，想避免发展成物质使用问题），因而想控制自己的物质使用。因此，如果有人存在非常严重的物质使用模式，但否认任何控制或减少使用的需要，那么就不可能将诊断标准 A(1) 评估为“是”。举例来说，大麻的重度使用者可能不会试图减少或控制他们的物质使用，因为他们认为大麻是无害的。

诊断标准 A(2)——有减少或控制物质使用的持久欲望或失败努力。在以下两种情况下，该条目被评估为“是”。第一种情况是，如果受访者可能因为意识到自己的物质使用行为在某种程度上是有问题的，所以有持久的想要停止、减少或控制自己物质使用的欲望，则该条目评估为“是”。虽然 DSM-5 将“持久”的定义留给临床判断，但是，如果至少 1 个月的大部分时间里，受访者有减少或控制物质使用的欲望，就可以视为“持久”的最短时间。第二种情况是，如果受访者没有减少或控制物质使用的持久欲望，但还是做了减少或控制物质使用的失败尝试（例如，作为对家人反复要求的反应），那么也可以评估为“是”。注意，控制或减少物质使用必须持续一段相当长的时间（例如，几个月或几年），才能认为减少或控制物质使用的努力是“成功的”（评估为“否”）。

诊断标准 A(3)——大量的时间花在物质使用上。该条目涉及物质使用成为受访者生活重心的各个方面。因为开销、可获得性、合法性和特定物质的典型使用方式的不同，这个症状在不同物质类别之间的差异也特别大。举例来说，阿片类物质价格高，每天都需要且相对难以获得，所以更可能让个体完全沉溺其中，获取这类物质成为每日的生活目标。与之相反，如果是吸入剂，该条目就不太适用，因为吸入剂价格低廉，商店里随手可得，并且其典型的使用模式是间歇性使用。

不同的人对什么是“大量的时间”可能会有不同的看法。对于该诊断标准，每周有 2 个晚上吸食大麻不算“花大量时间”，应该评估为“否”；而每天都很“嗨”肯定可评估为“是”。

诊断标准 A(4)——渴求。诊断标准 A(4) 评估当没有使用物质时，对使用物质的强烈冲动或欲望。渴求的强度阈值应该是渴求给受访者造成了不良的影响。举例来说，使用物质的渴望是如此强烈，以致受访者难以考虑其他事情，或者导致明显的不适或大大削弱了受访者减量或停止使用物质的决心。对有些受访者而言，使用物质的冲动是与特定线索相关的，例如，看见吸毒用具或在街上碰到一起使用物质的朋友。为了探索这些渴求的典型触发因素，跟进的问题会询问渴求是否与特定场景相关。

诊断标准 A(5)——不能履行在工作、学校或家庭中的义务。将该条目评估为“是”需要有特定的证据，即物质使用的影响（即中毒、戒断、宿醉）导致受访者至少 2 次无法履行其主要角色义务。以下所附的例子说明了可能会受到影响的一系列活动类型：多次旷工或工作表现差，缺勤，休学或被开除，忽视孩子或家庭责任。只是在工作中、在学校里或是在照顾孩子时上头，而相应功能没有明显的损害，不足以证明可评估为“是”。必须有证据表明，物质的影响对这些领域之一功能的干扰是显著且反复的。

诊断标准 A(6)——尽管物质使用导致了反复出现的人际问题，仍继续使用。与诊断标准 A(5) 类似，诊断标准 A(6) 反映了由物质使用的后果所导致的社交或人际问题，举例来说，因为中毒期间的争吵或者肢体冲突导致婚姻关系紧张。与诊断标准 A(5) 不同，诊断标准 A(6) 评估为“是”的要求是，尽管出现这些问题，受访者仍继续使用物质。当人际冲突可能是潜在的关系问题所导致，而非受访者的物质使用所导致时，这一条目可能就难以评估了。举例来说，配偶主张滴毒不沾且受访者因为其他事情与之有反复出现的婚姻关系紧张，两人就偶尔的非问题性物质使用而争吵，这类物质使用应评估为“否”。

诊断标准 A(7)——放弃工作、学校或家庭的重要活动，将时间花在物质使用上。物质使用符合该诊断标准的受访者原型是海洛因成瘾者，他们基本上放弃了与获得和使用海洛因无关的一切活动。不过，诊断标准 A(7) 也适合以下情况，例如，一名业余运动员因为物质使用而停止体育运动，或者，一个人为了在家“上头”而不去见他所有的朋友。

诊断标准 A(8)——在对身体有危险的情境中反复使用。评估这一条目的常见错误是过度的纳入，认为在需要警觉的情况下，任何程度的物质使用都符合这一诊断标准。只有在物质使用导致的协调性或认知损伤足以导致身体有危险的情况下（例如，在物质上头时驾驶或狩猎），该条目才能评估为“是”。为了有助于恰当的询问，第一个问题简单地确定，受访者在进行需要协调性和专注力的活动之前是否使用过物质。如果受访者承认有过这种使用，那么，跟进的问题就是确定受访者的损害实际上已经达到一定程度，即因为物质使用所致的协调性或专注力受损而有人可能受到伤害。

当推断与物质使用相关的功能受损的可能水平时，重要的是考虑所使用物质的种类和用量，判断是双向的。举例来说，如果有人说，在用了一条可卡因之后，自己还能娴熟地驾驶，姑且可以相信。另一方面，尽管有人承认使用了大剂量的致幻剂，并坚称自己功能没有受损，检查者也可能要选择将该条目评估为“是”。

吸食大麻后穿过一个危险的街区走回家，或者在中毒时，与并不熟悉的人发生无保护的性行为，这些无疑都是危险的，但二者均不足以证明可以将该条目评估为“是”。该条目旨在评估因为物质造成的协调性或认知的损害将受访者或他人置于即刻危险中的行为。

诊断标准 A(9)——尽管知道物质引起或加重了躯体或心理的问题，仍然继续使用。与诊断标准 A(6) 类似，诊断标准 A(9) 旨在了解强迫性的物质使用模式，而不单单涉及物质使用的躯体或心理不良后果。因此，如果检查者要将该条目评估为“是”，那么受访者首先必须承认知晓自己遭受的躯体或心理问题是物质使用所致的，并且，尽管知晓这些了，他仍然无法停止或者明显减量使用。躯体问题的例子包括鼻吸可卡因导致的严重鼻黏膜损伤或过量吸食大麻导致的哮喘加重。心理问题的例子有可卡因导致的偏执或大麻触发的惊恐发作。

诊断标准 A(10)——耐受。耐受是指个体需要使用更大量的物质，才能达到与刚开始使用时同样的效果。虽然这一诊断标准要求需要有“明显增加量”，究竟需要增加多少还需临床判断。在 DSM-Ⅲ-R 版中，耐受的诊断标准明确指出要增加至少 50%，但 DSM-Ⅳ舍弃了这一要求，因为它让人觉得是伪精确。对苯丙胺、可卡因、阿片类物质和镇静剂（尤其是巴比妥类药物）产生耐受是最常见的。许多物质（例如，可卡因、巴比妥类药物、海洛因）的耐受对受访者来说是显而易见的。有些物质可能难以确定其耐受,如大麻，因为物质的质量差异明显。

诊断标准 A(11)——戒断。在停止或减少物质使用不久之后，出现各类物质的特征性戒断综合征（见 E 模块末尾的列表），表明了戒断的存在。在一些情况下，个体从不会允许戒断综合征的发生，当个体预期戒断症状要出现的时候，会使用更多的物质。对于不同类别的物质，其戒断综合征的严重性和临床意义也不相同。镇静剂和阿片类物质的特征性戒断综合征最为明显。根据 DSM-5 诊断标准，提供了以下各类物质的戒断综合征症状：镇静剂、催眠药或抗焦虑药，大麻，兴奋剂（包括可卡因）和阿片类物质。因为 DSM-5 中文版（第 474 页，表 1）认为苯环利定、致幻剂或吸入剂没有戒断，所以 SCID-5-CV 同样省略了这些物质类别的戒断综合征。

符合非酒精物质使用障碍的诊断标准 A。对于同一类物质，在最近 12 个月内存在有诊断标准 A(1)—A(11) 中至少 2 种症状，就足以符合最近 12 个月非酒精物质使用障碍的诊断标准。如果一类特定物质的使用符合“2 种症状”的最低阈值，那么，检查者应将条目 E60 评估为“是”，并继续评估第 92 页的相应条目，确定非酒精物质使用障碍的特定类型和严重程度。检查者通过记录特定物质使用障碍的严重程度来标明诊断；检查者还需要记录特定物质的名称。(诊断依赖目前的严重程度，可能是轻度、中度或重度，而这取决于最近 12 个月内存在的症状条目数量。物质使用障碍的类型和严重程度的相应诊断编码，与特定物质名称一起，记录在诊断总评分表上。）如果评估的物质类别不符合 2 个条目的最低阈值，检查者应将条目 E60 评估为“否”，并沿箭头向下至方框中的指导语，它要求检查者考虑除了刚评估过但不符合诊断标准的物质类别之外，是否存在具有临床意义的其他物质类别使用的证据(条目 E15—E46)。若是，检查者需要返回至第 86 页条目 E49，再次进行非酒精物质使用障碍条目的评估，但这次重点放在其他物质类别，因为评估过的第一类物质的使用模式并没有严重到符合诊断标准。当且仅当没有其他类物质可能符合最近 12 个月非酒精物质使用障碍诊断的情况下，检查者才可以从这里跳走，然后从第 95 页条目 F1 开始，继续评估惊恐障碍。

10.8 F 模块：焦虑障碍

10.8.1 惊恐障碍的评估 (F1—F24)

惊恐发作的诊断标准。“惊恐发作”这个术语经常被受访者不恰当地用来描述任何有加重趋势的焦虑。真正惊恐发作的特征是一种突然而强烈的焦虑躯体化表现的涌现，伴随害怕会死去或失控之类的认知。在确定焦虑逐渐增强的特征之后，且在继续评估个体的症状之前，检查者应立即请受访者描述最近一次经历的严重惊恐发作。这样做起到几个作用。首先，它提供了一个机会，允许受访者在以 13 项惊恐发作症状的清单作为线索之前用自己的语言描述发作和伴随的症状。其次，它让检查者能够更容易地确定，受访者所报告的焦虑发作病程是否与真正的惊恐发作一致（即突然涌现的强烈害怕在几分钟之内达到高峰)，而非可能更符合广泛性焦虑障碍的一个更长时间段的焦虑发作。最后，当回答单项症状的有关问题时，请受访者回忆一次特定的发作，可以帮助确定是否至少有 4 项症状在同一次惊恐发作中一起出现。这种方法的一个潜在缺陷是，如果没有达到 4 项症状的阈值，可能是因为受访者选择的惊恐发作不是他经历过的最严重发作。因此，在没有达到 4 项症状阈值的情况下，检查者需要询问，就症状的数量而言是否有过更严重的惊恐发作。若有，检查者就需要将症状清单用于这次更严重的惊恐发作，接下来，如果符合“4 项症状”的阈值，那么就要证实这样的发作出现过至少 2 次。如果在其他任何时刻，受访者不曾有过 4 项惊恐发作症状同时出现的情况，检查者按照指令应跳至广场恐惧症的评估，条目 F25。

诊断标准 A——反复出现不可预期的惊恐发作。出现惊恐发作不一定表明有惊恐障碍，因为惊恐发作可以在许多其他障碍的背景下出现。举例来说，如果一个对蛇恐惧的人去远足，在遇到一条蛇时出现了惊恐发作，这就不能另外再诊断惊恐障碍了。根据定义，惊恐障碍必须至少有 2 次“不可预期的”惊恐发作。因此，初始问题需要明确地询问，惊恐发作是否“令人意想不到地”出现过（即在受访者并没有预期会紧张或焦虑的情境，例如，在家坐着看电视)。如果受访者回答“是”，则要求受访者描述惊恐发作出现的背景以求证。然而，对于有惊恐障碍的个体，常见的是他们会迅速地（并且错误地）认为，惊恐发作的情境和发作本身存在因果关系，并因此否认任何发作是令人意想不到地出现的。所以，有一些明确的跟进问题，询问最初惊恐发作的背景，以确定是否至少有 2 次发作是不可预期的。

对一些个体而言，惊恐发作可能出现在一个令人害怕的想法之后，例如，担心自己或自己所爱的人会发生一些不幸的事。这样的发作仍应被认为是“不可预期的”，因为“不可预期的”这个概念是指在环境刺激与惊恐发作的出现之间缺乏明确的相关。检查者不应将对不可预期但实际危险的反应（例如，在被抢劫的危险情境）纳入“不可预期的”惊恐发作。同样，若受访者因被害妄想而坚信自己处于危险之中，那么，对此出现的惊恐发作也不应认为是“不可预期的”发作。

诊断标准 B——担心再次惊恐发作和/或适应不良的行为改变。这一诊断标准确保惊恐发作对受访者的生活造成了不良影响，它通过以下两种方式之一体现出来。受访者可能对再次发作或“其后果”感到持续的担忧或担心（持续至少 1 个月），SCID-5-CV 对此解释为受访者担心的是那些代表惊恐发作后果的症状,如心脏病发作、失去控制或“发疯”。或者，受访者可能会开始回避他（她）认为可能会触发惊恐发作的场所或情境，或者若发生惊恐发作难以逃离的场所或情境。这样的回避小到这个人因为担心开车时出现惊恐发作而不开车，大到因为害怕在不“安全”的地方发生惊恐发作而从不出门，后者可能给另外诊断广场恐惧症提供了理由。

诊断标准 C——并非由于其他躯体疾病所致或物质/药物所致。该条目指导检查者去考虑并排除其他躯体疾病或物质/药物作为惊恐发作病因的情况，若未排除这些病因，则要诊断由于其他躯体疾病所致的或物质/药物所致的焦虑障碍。记住要仔细评估咖啡因的摄入情况，还要记住各种食物、饮料和非处方药（例如，头痛药）都含有咖啡因。(咖啡因被列为物质所致的焦虑障碍的诊断编码之一。）即便物质使用可能与惊恐发作的最初发病相关，但只有惊恐发作**仅仅**在物质使用的背景下出现时，才考虑物质所致的病因。可跳至本书的第 9 章“其他躯体疾病和物质/药物病因与原发障碍的鉴别”，参考如何评估该标准的讨论。如果检查者确定诊断是由于其他躯体疾病所致的焦虑障碍或物质/药物所致的焦虑障碍，该诊断应记录在记录单诊断总评分表中其他障碍的下方。

诊断标准 D——不能用其他精神障碍来更好地解释。该诊断标准与至少有 2 次不可预期的惊恐发作的要求有着相同的诊断意义。它询问的是惊恐发作能否被另一种精神障碍来更好地解释。这一判断取决于确定惊恐发作是否有在其他障碍的背景下出现的焦虑触发刺激作为线索。举例来说，试想长期患有社交焦虑障碍的人在一大群人面前讲话时出现了惊恐发作。因为惊恐发作是由暴露于焦虑触发情境(即当众讲话）所触发的，所以应该认为可以用社交焦虑障碍的诊断来更好地解释。

评估目前惊恐障碍。惊恐障碍诊断标准评估至此的重点还放在终身惊恐障碍上。该条目用于确定目前是否符合惊恐障碍的诊断标准（即在最近 1 个月内）。SCID-5-CV 只要求确定在最近 1 个月内是否存在至少 2 次惊恐发作，并且，在最近 1 个月期间在至少 1 次发作之后担心再次出现惊恐发作［诊断标准 B(1)］或存在与发作相关的适应不良的行为改变［诊断标准 B(2)］。诊断目前惊恐障碍并不要求重复评估最近 1 个月内惊恐障碍的每条诊断标准。注意，评估存在目前惊恐发作时，不要求最近 1 个月内惊恐发作是“不可预期的”，因为在 DSM-5 中惊恐障碍的诊断仅仅要求受访者以往有过至少 2 次不可预期的惊恐发作。为了达到确定惊恐障碍是否为目前的目的，由场所或情境作为线索出现的反复惊恐发作也应该算上，它反映了惊恐障碍的典型病程，在最初不可预期的惊恐发作之后，惊恐发作会与环境触发因素关联起来。

10.8.2 广场恐惧症的评估（F25—F33）

广场恐惧症是一种焦虑障碍，其特点是因为害怕出现惊恐样症状和想到难以逃离或得不到帮助，而害怕和回避多种类型的场所或场合。在 DSM-Ⅳ中广场恐惧与惊恐障碍明确地连在一起，与此相反，在 DSM-5 中广场恐惧症与惊恐障碍分开来单独诊断，所以可能会同时有两个诊断。

诊断标准 A——对 5 种场合中的至少 2 种感到害怕或回避。在 DSM-5 中，广场恐惧症的第一条诊断标准要求在列出的 5 种特定场合中，对其中 2 种或以上感到害怕或焦虑。在条目 F25 中，要问的初始问题是，受访者是否曾经“有非常担心或害怕的场合，例如，一个人出门、处于人群中、去商店、排队、乘坐公共汽车或火车等?”，跟着是开放式地询问受访者害怕的实际场合类型。接下来是 5 个特定的问题，询问诊断标准中的 5 种特定场合（即乘坐公共交通工具、处于开放的空间、处于密闭的空间、排队或处于人群之中、独自离家)。注意，这些问题之前有一条件性指导语“若以下信息尚未知”，因为预计在大多数情况下，在询问初始问题和开放式的跟进问题之后，这些特定问题的答案就已经知道了。

诊断标准 B——害怕或回避场合是因为想到难以逃离或得不到帮助。该诊断标准的评估涉及确定受访者回避诊断标准 A 中场合的原因。第一个问题是开放式的，询问受访者为什么回避这些场合，和/或如果受访者身处其中的一个场合害怕会发生什么。跟进问题具体谈到了最常见的体验，包括害怕万一有惊恐发作、令人窘迫的症状、令其失去功能或令人窘迫的症状时难以从场合离开，或者担心如果突然出现令其失去功能或令人窘迫的症状时没有人可以帮助自己。

诊断标准 C——广场恐惧场合几乎总是触发害怕或焦虑。这一诊断标准反映了该紊乱的恐惧性质，要求当受访者处于恐惧场合时，其反应相对一致。因此，如果个体只是偶尔在广场恐惧场合中变得焦虑(例如，排队 5 次只有 1 次变得焦虑)，不应该诊断患有广场恐惧症。但是，因为环境变化的影响（例如，有时有一个可以信赖的同伴在场)，处于或预期会处于同一个害怕场合表现出的害怕或焦虑程度在不同时间会有明显的差异，可以从预期焦虑到完全的惊恐发作。

诊断标准 D——主动回避广场恐惧场合，需要人陪伴或者带着强烈的害怕或焦虑去忍受。注意，如果受访者能够强迫自己进入害怕的场合，只是带着强烈的痛苦或要有人陪伴，还可以评估为“是”。

诊断标准 E——害怕或焦虑与恐惧场合造成的实际威胁和社会文化环境不相称。这一诊断标准要求检查者考虑那些将在特定环境中的害怕、焦虑或回避视为正常的环境或文化因素。举例来说，某人住在极度危险的社区，回避夜晚外出是一个合理的反应，不应该诊断为广场恐惧症。SCID-5-CV 处理诊断标准中这一成分的方法是直接要求检查者询问，当处在害怕的场合时受访者是否感到有任何危险或者自己的安全受到威胁。基于文化因素的回避行为（例如，某些伊斯兰国家禁止妇女单独出行）也不应作为诊断的依据，但是，没有一个万能的问题可以涵盖所有的情况，检查者应该根据受访者的文化背景，恰当地运用诊断标准中的这一成分。

诊断标准 F——害怕、焦虑或回避持续存在。要求的最短病程为 6 个月，以排除短暂性的反应。

诊断标准 G——害怕、焦虑或回避引起有临床意义的痛苦或损害。 在整个 SCID-5-CV 中，“有临床意义的痛苦或损害”通过一个开放式问题的询问来评估，以确定害怕、焦虑或回避行为对受访者生活的影响。跟进的问题是可选的，具体涉及可能受害怕、焦虑或回避影响的各个功能领域。只有当根据受访者的回答仍不清楚症状是否影响到了功能时，才需要询问这些跟进问题。

诊断标准 H——如果存在其他躯体疾病，相关的害怕、焦虑或回避是过度的。 很多其他躯体疾病，例如，炎症性肠病、帕金森病以及严重的冠状动脉疾病的特点是存在有时会导致身体功能丧失的症状。罹患这类躯体疾病的个体可能会适当地回避一些场所或场合，以防万一出现了与这类躯体疾病相关的功能丧失症状时，可能无法得到帮助，这种情况不应诊断为广场恐惧症。但是，如果受访者的恐惧、焦虑或回避是明显过度的，则能够诊断广场恐惧症。举例来说，一次严重的心脏病发作之后有几个星期避免驾驶，肯定不应该诊断为广场恐惧症，然而，在一次轻度的心脏病发作之后有 2 年足不出户，则应该诊断广场恐惧症。

诊断标准 I——不能用其他精神障碍来更好地解释。 该诊断标准类似于惊恐障碍的诊断标准 D，用来提醒要考虑害怕和回避是否更适合作为另一种精神障碍的一部分特征。与广场恐惧症最难分清的是特定恐惧症和社交焦虑障碍。广场恐惧症涉及至少 2 种不同类型场合的回避，反映了惊恐发作普遍的不可预测性。与此相反，特定恐惧症倾向于局限于一个固定的害怕情境。并且，广场恐惧症的发病通常与惊恐发作的发病相关，而特定恐惧症倾向于是终身的或者在一次创伤性经历之后起病。通常可根据惊恐发作的出现与社交回避之间的时间关系，确定对社交场合的回避是与社交焦虑障碍相关，还是与害怕在社交场合中发生惊恐发作相关（这种情况应该诊断广场恐惧症）。如果仅在惊恐发作出现**之后**，个体才出现对社交场合的回避，那么，广场恐惧症是最合适的诊断。长期存在社交回避的个体，在社交场合中出现了惊恐发作，那么，考虑社交焦虑障碍会更合适。需要注意，该诊断标准**不排除**对同一个人**同时**诊断广场恐惧症**和**其他以回避为特点的障碍（例如，一个从小对狗长期恐惧的人在没有狗的场合中出现了不可预期的惊恐发作）。

10.8.3 社交焦虑障碍（社交恐惧症）的评估（F34—F44）

诊断标准 A——对一种或多种社交场合有显著的害怕或焦虑。 一系列社交触发因素可能符合该诊断标准中的“社交场合”，它们的共同点是个体暴露于别人的审视之下。该诊断标准包含 3 类场合：社交互动，例如，对话或与不熟悉的人见面；在吃、喝或上洗手间时被他人观看；或者在他人面前表演，例如，演讲或音乐演出。注意，害怕或焦虑的程度必须是“显著的”（根据 DSM-5 诊断标准）或“强烈的”（根据 DSM-5 中文版正文，第 195 页），才能够将该诊断标准评估为“是”。因为对当众演讲的担心是如此普遍，所以仅有对当众演讲的担心不足以将该诊断标准评估为“是”；只有在清楚地知道个体的担心是过度的，且没有随着练习而减轻的情况下，才可以将该诊断标准评估为“是”。

诊断标准 B——害怕行为方式受到负面评价。 该条目确定了害怕社交场合的原因。在开头询问了一个开放式问题 [即“当你处于(害怕的社交或表演场合)时，你害怕会发生什么事情?”] 之后，如果受访者对初始问题的回答不清楚的话，几个跟进问题会谈到一些害怕的特定原因（例如，“害怕尴尬”“害怕被拒绝”“导致别人不舒服或被冒犯”）。最后一个例子尤其适合来自强烈集体主义导向文化（例如，日本）的个体。因为担心达不到个体自己的高标准（如强迫型人格障碍）而出现的回避行为不应评估为“是”。

诊断标准 C——社交场合几乎总是触发害怕或焦虑。如果焦虑和回避表现得不稳定（例如，在一个班级中害怕讲话，但在另一个人数相同的班级中不害怕讲话），这一诊断标准应该被评估为“否”。

诊断标准 D——回避社交场合，或者带着强烈的害怕或焦虑忍受。该诊断标准表明回避社交场合不是这一障碍必须具备的一部分。社交焦虑障碍的诊断也适用于那些强迫自己参加聚会、进行演讲或者参加求职面试但在这样做的同时感到强烈焦虑的个体。

诊断标准 E——害怕或焦虑与社交场合造成的实际威胁和社会文化环境不相称。这一诊断标准要求检查者考虑那些将在特定环境中受访者的社交焦虑视为正常的环境或文化因素。举例来说，如果个体的回避只限于自己受欺凌或被威胁的社交场合，诊断社交焦虑障碍就不合适了。类似地，如果个体的表演焦虑仅限于糟糕的表现会造成严重不良后果的场合（例如，对论文答辩的预期产生高水平的害怕和焦虑），该诊断也不适合。因此，SCID-5-CV 引入了一个开放式问题，询问受访者对在害怕场合中表现糟糕可能导致的影响的看法。然后对受访者的回答进行评估，从而估计对表现糟糕可能性的可能歪曲（例如，受访者忽视了自己已经充分演练的事实）或对失败的影响的可能夸张。基于文化因素的回避行为（例如，文化期望女性在社交场合中保持含蓄）也不应作为诊断的依据，但是，没有一个万能的问题可以涵盖所有的情况——检查者应该根据受访者的文化背景，恰当地运用诊断标准中的这一成分。

诊断标准 F——害怕、焦虑或回避持续存在。要求的最短病程为 6 个月，以排除短暂性的反应。

诊断标准 G——害怕、焦虑或回避引起有临床意义的痛苦或损害。在整个 SCID-5-CV 中，“有临床意义的痛苦或损害”通过询问一个开放式问题来评估，以确定害怕、焦虑或回避行为对受访者生活的影响。跟进的问题是可选的，具体涉及可能受害怕、焦虑或回避影响的各个功能领域。只有当根据受访者对开放式问题的回答仍不清楚症状是否影响到了功能时，才需要询问这些跟进问题。

大多数可能的社交焦虑障碍的诊断成立与否就在“临床意义”诊断标准。如果看起来社交焦虑没有临床意义，熟练的 SCID 检查者可能选择直接跳至该诊断标准的评估。只有回避、预期焦虑或痛苦达到有临床意义（即干扰了功能、社会活动或人际关系；或者，**对**害怕或回避感到明显的痛苦），才能诊断社交焦虑障碍。因此，举例来说，几乎从来不需要当众讲话的管道工人害怕公开演讲，就不可能符合这一诊断标准。一些人会严重地限制自己的生活以回避社交场合，可能会报告说没有痛苦，因为他们的社交焦虑极少被激活。在这种情况下，如果检查者判断社交焦虑对这些受访者的功能造成了显著的负面影响，仍应评估为“是”。

诊断标准 H——并非由于其他躯体疾病所致或物质/药物所致。社交焦虑障碍中所见的焦虑或回避类型很少与其他躯体疾病或物质/药物相关。然而，这还是有可能出现的，设想这样的场景，受访者为了提高自己在社交场合中的认知表现而使用了过量的咖啡因或苯丙胺，结果在该场合中感到焦虑，这可能是物质使用所致的，而非社交场合本身造成的。可跳至本书第 9 章“其他躯体疾病和物质/药物病因与原发障碍的鉴别”，参考有关如何评估该诊断标准的讨论。如果检查者确定诊断是由于其他躯体疾病所致的焦虑障碍或物质/药物所致的焦虑障碍，那么该诊断应记录在记录单诊断总评分表中其他障碍的下方。

诊断标准 I——不能用其他精神障碍来更好地解释。该诊断标准类似于广场恐惧症的诊断标准 I，提醒要考虑害怕和回避是否更适合作为另一种精神障碍的一部分特征。虽然诊断标准 I 没有明确提出来，但是社交焦虑障碍与广场恐惧症是最难分清的。通常，广场恐惧症包含了对一系列场合的回避，反映了惊恐发作普遍的不可预测性。通常可根据惊恐发作的出现与社交回避之间的时间关系，确定对社交场合的回避是与社交焦虑障碍相关，还是与害怕在社交场合中发生惊恐发作相关（这种情况应该诊断广场恐惧症）。如果仅在惊恐发作出现**之后**，个体才出现对社交场合的回避，那么，广场恐惧症是最合适的诊断。长期存在社交回避的个体，在社交场合中出现了惊恐发作，那么，考虑社交焦虑障碍会更合适。虽然在诊断标准 I 中没有明确提及，但是其他焦虑障碍与社交焦虑障碍主要根据焦虑的重点不同来鉴别（例如，在分离焦虑障碍中，焦虑是与依恋对象分开相关的，而非由社交场合所触发）。

诊断标准 J——若存在可能令人尴尬的其他躯体疾病或精神障碍，害怕、焦虑或回避是明确与其不相关或过度的。许多其他躯体疾病（例如，帕金森病、肥胖症、烧伤或外伤造成的畸形）和精神障碍［例如，抽动障碍、儿童期发病的流畅性障碍（口吃）、神经性厌食］以令人尴尬或可能遭到社会排斥的症状为特点。因此，患有这类躯体疾病或精神障碍的个体回避社交场合可能是合理的，因为他们真的可能会感到尴尬或遭到排斥。这些个体不应该被诊断为社交焦虑障碍。但是，如果受访者对社交场合的害怕或焦虑，要么明显与受访者的躯体疾病或精神障碍不相关，要么是过度的，检查者根据自己的判断仍可以做出社交焦虑障碍的诊断。

注意，短语“可能令人尴尬的”和精神障碍的部分并没有包含在 DSM-5 诊断标准中，但被添加到了 SCID-5 中。[DSM-Ⅳ相应的诊断标准 H 既包含了其他躯体疾病，又包含了精神障碍（如果存在其他躯体疾病或其他精神障碍，则害怕……与其不相关，例如，不是对口吃、帕金森病的颤抖或者神经性厌食或神经性贪食所表现出的异常进食行为的害怕）。］与 DSM-5 工作组讨论之后，确定精神障碍的部分被无意地在该诊断标准中遗漏了。

10.8.4 目前广泛性焦虑障碍的评估（F45—F57）

诊断标准 A——多数日子里对诸多事件或活动存在过分的焦虑和担心。针对该诊断标准的 3 个亚成分提供了独立的问题，所有的回答均为“是”才能将这一诊断标准评估为“是”。首先，焦虑和担心不仅仅集中在 1 个或 2 个事件上，而是涉及一系列事件。举例来说，一个人担心他的配偶和子女的健康与安全、他的经济状况、可能约会迟到、没有足够的时间完成项目、聚会穿什么衣服、工作是否岌岌可危以及水里是否有水母。其次，焦虑和担心必须是“过度的”，也就是说，焦虑和担心的强度、持续时间或频率超出了预期事件的实际可能性或影响（例如，受访者沉浸在自己 30 岁的配偶会死于心脏病发作的担心之中，尽管后者除了轻度的胆固醇升高并没有其他躯体疾病）。最后，焦虑和担心必须在最近 6 个月内的多数日子里出现。

诊断标准 B——难以控制的担心。认识到担心是过度的，存在这类问题的个体会经常告诉自己要停止担心，试着想想其他事情，但发现自己会不可避免地回到当时沉浸的担忧中。

诊断标准 C——6 项症状中至少有 3 项。注意，像广泛性焦虑本身，这些症状中的一部分必须在至少 6 个月时间段内的“多数日子里”存在。

诊断标准 D——引起有临床意义的痛苦或损害。这一诊断标准帮助我们在广泛性焦虑障碍有临床意义的焦虑和“正常”的焦虑之间设定了界限。只有焦虑和担心足够严重并引起了显著的痛苦或功能损害时，才能认为它们有临床意义。

诊断标准 E——并非由于其他躯体疾病所致或物质/药物所致。必须考虑并排除其他躯体疾病和物质/药物作为焦虑的病因，若未排除这些病因，则要诊断由于其他躯体疾病所致的焦虑障碍或物质/药物所致的焦虑障碍。记住要仔细评估咖啡因的摄入情况，还要记住各种食物、饮料和非处方药都含有咖啡因（例如，头痛药）。可跳至本书第 9 章“其他躯体疾病和物质/药物病因与原发障碍的鉴别”，参考如何评估该标准的讨论。如果检查者确定，诊断是由于其他躯体疾病所致的焦虑障碍或物质/药物所致的焦虑障碍，那么，该诊断应记录在记录单诊断总评分表中其他障碍的下方。

诊断标准 F——不能用其他精神障碍来更好地解释。焦虑和担心是许多精神障碍的重要组成部分。只有在焦虑的其他症状和担心的焦点并非其他精神障碍的一部分时，才适合诊断广泛性焦虑障碍。例如，有突出社交焦虑的个体沉浸于在社交场合里感到尴尬的担心中，如果他同时还有对健康、财务和其他非社交问题的担心，才可能另外诊断广泛性焦虑障碍。

10.9 G 模块：强迫症和创伤后应激障碍

在 SCID-5-RV 中，强迫症和其他 DSM-5 强迫及相关障碍一起放在一个模块，反映了它们在 DSM-5 中属于同一组障碍。类似地，在 SCID-5-RV 中，创伤后应激障碍和其他 DSM-5 创伤及应激相关障碍（例如，急性应激障碍）也放在它自己的模块。鉴于 SCID-5-CV 并未包含其他的这些障碍，所以将强迫症和创伤后应激障碍一起放在了 G 模块。[在 DSM-5 中与创伤及应激相关障碍属于同一组障碍的适应障碍在 SCID-5-CV 的末尾放在它自己的模块（J 模块）；适应障碍的评估放在其他所有障碍之后，因为只有在存在一个确定的应激源且不符合其他任何特定 DSM-5 障碍的诊断标准时，才能诊断适应障碍。]

10.9.1 强迫症的评估（G1—G9）

诊断标准 A：强迫思维（1）——反复的和持续性的想法、冲动或表象。强迫思维的定义是，在该紊乱期间的某些时间感受到侵入性的和不想要的想法、冲动或表象。受访者对这些想法、冲动或表象的感受可能会随着病程进展而改变；因此，DSM 包含了短语“在这次紊乱的某些时间段内”。SCID-5-CV 对强迫症的评估始于 3 个问题，评估不同类型的强迫思维，如果受访者对任何一个问题回答“是”，则要求描述具体的细节：

- 第一个问题询问想法形式的强迫思维：“你是否被一些想法困扰，即使你不愿去想，但它们还是不断出现，例如，反复想到暴露于细菌或尘土，或者需要所有的东西以特定的方式排列起来？”
- 第二个问题询问强迫表象：“是否有一些你并不希望的画面突然出现在你的大脑里，例如，暴力或恐怖的场景，或者与性相关的事情？”
- 第三个问题询问强迫冲动：“你是否反复有做某些事的冲动，即使你不愿去想，但这些冲动还是不断出现，例如，去伤害一个你爱的人的冲动？”

最常见的诊断问题是鉴别真正的强迫思维和其他反复出现的痛苦想法，例如，对现实问题的过度担忧、抑郁的思维反刍以及妄想。强迫思维有侵入性、不合时宜和“自我失调”的特点，对受访者来说是不同的体验且比广泛性焦虑障碍特征性的担心或先占观念更为奇怪。受访者开车时反复出现的、侵入性的和触发焦虑的想法——在没有意识到的情况下撞倒了一个小孩子，就是一种强迫思维的例子。一个受访者用了同样多的时间担心自己的退休，则更可能是广泛性焦虑障碍的一种表现。与强迫思维不同，抑郁的思维反刍和妄想一般不会被认为是侵入性的或不合时宜的，即使受访者意识到担心是过度的，并试图停止去想它，但受访者仍认为那是一个合理的关注点。

在鉴别诊断特别困难的情况下，记住强迫思维和强迫行为通常同时出现可能会有帮助（事实上，根据 DSM-Ⅳ强迫症的现场试验，90%以上的时候如此）。因此，在试图鉴别强迫症的强迫思维和其他反复出现的想法时，关键点可能在于是否还同时存在强迫行为。

在这 3 个强迫思维类型的问题之后，条目 G1 的跟进问题（“若上述问题任一回答为‘是’”）询问了这些想法、冲动或表象是否令人不安。诊断标准的这一方面（引起显著的焦虑或痛苦）实际上不是一项要求，因为诊断标准明确地提出了“大多数个体”会出现焦虑或痛苦。如果想法、冲动或表象**没有**引起焦虑或痛苦，这并不能排除强迫思维的诊断；然而，出现焦虑或痛苦会增强对强迫思维的判断而非其他种类的反复性想法的信心。

强迫思维（2）——试图忽略、压抑或中和。强迫思维的另一个显著特征是，个体通过积极的尝试以忽略或压抑想法（例如，有被污染强迫思维的个体会回避已知的触发因素，像脏东西）或通过做一个强迫行为来中和这一想法，试图减少与想法、冲动或表象相关的焦虑或痛苦。

强迫行为（1）和（2）——重复的行为或精神活动。强迫行为与其他形式的重复行为之间的鉴别是潜在的行为动机：强迫行为是为了减少或预防与强迫思维相关的焦虑（例如，洗手缓解了被污染的强迫思维所诱发的焦虑；重复地祈祷 36 遍整是为了抵消强迫性淫秽想法所导致的痛苦）。条目 G3 询问受访者具体的重复行为。最常见的强迫可以是行为（例如，洗手、反复触摸或反复拿起和放回物体）或者精神活动（例如，计数或反复重复字词或短语）。

确定重复的行为旨在降低强迫思维所伴随的焦虑，对鉴别强迫行为和其他重复的行为（例如，抽动和刻板行为）是非常有帮助的。条目 G4 的第一个问题旨在了解强迫行为的目的。条目 G4 的第二个问题［“你要做多少次（强迫行为）？你做（强迫行为）这么多次是否真有必要？”］旨在帮助检查者确定是否“行为或精神活动与所希冀中和或预防的事件或情境缺乏现实联系，或者是明显是过度的”。这两个问题所评估的内容必须同时存在，才能算作符合该诊断标准。即使要询问受访者本人是否认为该行为“真有必要”，但行为或精神活动是否有现实联系或者是否是过度的最终要交给检查者来判断。

检查强迫思维和/或强迫行为。只有在符合诊断标准 A 的情况下，检查者才需继续进行诊断标准 B 的评估。因此，如果从未出现过任何强迫思维或强迫行为，检查者应跳出强迫症的评估，进入创伤后应激障碍的评估，从第 113 页条目 G10 开始。

诊断标准 B——有临床意义。这一诊断标准要求强迫思维或强迫行为有临床意义。注意，有临床意义诊断标准也包含一个短语，表明强迫思维或强迫行为可能是“耗时的（例如，每天消耗 1 小时以上）”。即使面对受访者对行为明显缺乏担心或进行否认或者辩解说它是有用的，检查者仍可利用这一耗时标准判断损害是否存在。

诊断标准 C——并非由于其他躯体疾病所致或物质/药物所致。该条目指导检查者去考虑并排除其他躯体疾病或物质/药物作为强迫思维或强迫行为的病因。（这样的病因相当罕见。）如果其他躯体疾病或物质/药物是症状的病因，要诊断由于其他躯体疾病所致的强迫及相关障碍或物质/药物所致的强迫及相关障碍。可跳至本书第 9 章“其他躯体疾病和物质/药物病因与原发障碍的鉴别”，参考关于如何评估该标准的讨论。如果检查者确定诊断是由于其他躯体疾病所致的强迫及相关障碍或物质/药物所致的强迫及相关障碍，那么，该诊断应记录在记录单诊断总评分表中其他障碍的下方。

诊断标准 D——不能用其他精神障碍来更好地解释。如果认为重复的想法或行为是其他精神障碍的特征，不应在诊断其他精神障碍的同时另外再诊断强迫症。DSM-5 的诊断标准将其他障碍的许多症状作为例子列了出来，这些症状均不符合强迫症诊断标准 A 中强迫思维是“侵入性的和不想要的”的要求。举例来说，一名神经性厌食患者专注于测量她所吃食物的确切卡路里值，她可能只会同意这是过度的，但不会认为这是侵入性的和不想要的。当然，患有神经性厌食并不能让人免患强迫症；神经性厌食患者也可能有与进食障碍无关的洗手仪式，这时可以给予两个诊断。

10.9.2 创伤后应激障碍的评估（G10—G103）

终身创伤史。鉴于创伤后应激障碍可由受访者以往任何时间的创伤暴露导致，创伤后应激障碍的评估从终身创伤史开始（条目 G10），它对应于 DSM-5 中诊断标准 A。前 5 个扫描问题用来总结创伤的主要类型：(1) 灾难、火灾、战争、车祸或工伤事故；(2) 实际的或被威胁的身体或性的侵犯或虐待；(3) 看到别人经历身体或性的侵犯或虐待，或者看到别人受到身体或性侵犯的威胁；(4) 目睹别人被杀害、死亡或者受到严重的伤害；以及 (5) 得知这些事件发生在与受访者关系亲密的人身上。为了捕获可能被这些扫描问题忽略的创伤暴露，第六个问题作为补充问题询问受访者是否曾经成为恶性犯罪事件的受害者。最后，如果受访者到目前为止没有肯定过任何创伤性事件，检查者通过让受访者来描述其以往最有压力或最具创伤性的经历来结束创伤扫描。

如果受访者以往有过创伤性事件，检查者根据指导要使用第 114—116 页方框中的问题（条目 G18—G47），详细地询问 3 个事件。对于每一个事件，检查者首先记录对这个事件的描述，然后根据创伤性事件的类型对该事件进行分类（实际的或被威胁的死亡，实际的或被威胁的严重受伤，实际的或被威胁的性暴力）和暴露模式（直接经历，目睹发生在他人身上，获悉亲密的家庭成员或亲密的朋友身上发生的事件，反复经历或极度暴露于创伤性事件的令人恶心的细节中）。最后，检查者要标明事件发生时受访者的年龄，以及它是单次事件还是长期或反复接触相同的创伤，例如，一直存在的家庭暴力。条目 G18—G47 详细描述的 3 个事件由检查者选择，可以是 3 个“最糟糕”的事件（即最严重的）、3 个最近的事件或任何形式的组合。

注意，在决定一个创伤性经历是否符合诊断标准 A（在条目 G50 中评估）的过程中，了解 DSM-5 中文版正文中的创伤案例的范围会有帮助：

> 诊断标准 A 中直接经历的（符合条件的）创伤性事件包括，但不限于：作为军人或平民接触战争，被威胁的或实际的躯体攻击（例如，躯体攻击、抢劫、行凶抢劫、儿童躯体虐待），被威胁的或实际的性暴力（例如，强迫性性行为、酒精/毒品协助下的插入式性行为、虐待性性接触、非接触性性虐待、与性相关的人口贩卖），被绑架，被作为人质，恐怖袭击，酷刑，作为战俘被囚禁，自然或人为的灾难以及严重的交通事故。对于儿童，性暴力事件可能包括那些没有躯体暴力或损伤的但与发育不匹配的经历。（第 266 页）

至于可能的创伤性医疗事故，DSM-5 中文版指出经历威胁生命或者致残的医疗问题并不一定符合条件。根据 DSM-5 中文版（第 266 页），“可作为创伤性事件的医疗事故包括突然的灾难性事件（例如，在手术过程中醒来、过敏性休克）。”

对于可能符合诊断标准 A 的目击事件类型，根据 DSM-5 中文版，这些事件“包括但不限于，看到威胁性或者严重的伤害，非自然死亡、由于暴力攻击所致的他人的躯体或性虐待、家庭暴力、事故、战争或灾难、子女的医疗性灾难（例如，危及生命的大出血）。”（第 266 页）

注意，见证自然死亡，例如，一个近亲或亲密朋友去世时刚好在病房，不能作为创伤。对于通过听说某个事件的间接接触，根据 DSM-5 中文版，符合条件的创伤“只限于那些影响到近亲或亲密朋友的经历，这些经历是暴力的或事故性的（例如，不包括由于自然原因所致的死亡）。这些事件包括暴力性个体攻击、自杀、严重事故和严重伤害。”（第 266 页）

受访者可能难以讨论上述创伤性事件的其中一些，更不用说要记住细节了。如果检查者意识到受访者在犹豫或表现出其他痛苦的迹象，关注这种困难是重要的。通常，在听说讨论创伤性事件细节的重要性之后，受访者的不适会得到缓解（例如，检查者可以说：“我知道要你描述发生的事情有难度。但是尽可能多地了解细节对我们来说是重要的，这样，我们才能将你的症状和你生活中发生的特定事件联系起来，因此，我感谢你能提供的最佳信息。”）。

诊断标准 A——暴露于实际的或被威胁的死亡、严重的创伤或性暴力。如果受访者经历的唯一创伤性事件发生在最近 1 个月之内，因为症状要超过最少 1 个月的病程，所以不符合创伤后应激障碍的诊断标准，检查者按照指示跳至注意缺陷/多动障碍的评估。（这些案例可能符合急性应激障碍的诊断，SCID-5-CV 没有包括该诊断）。如果受访者在最近 1 个月之前经历 1 个或多个创伤性事件，检查者根据指导要回顾条目 G18—G47（第 114—116 页）有关创伤性事件的描述，以确定至少有 1 个创伤性事件符合诊断标准 A。如果受访者经历了多个符合诊断标准 A 的事件，检查者可以通过询问：“这些……事件中，你认为哪个对你影响最大？”来确定对受访者影响最大的创伤性事件。

当受访者被询问了哪个事件（条目 G18—G47）对其影响最大之后，检查者可以选择这个事件来评估最可能符合创伤后应激障碍诊断标准的症状反应。然而，在从头至尾评估创伤后应激障碍诊断标准（条目 G50—G103）之后，当然某个其他事件也可能会导致创伤后应激障碍。因此，如果对选定事件的反应不完全符合创伤后应激障碍诊断标准，并且条目 G18—G47 中有其他报告的创伤，检查者应该使用其中一个创伤性事件将创伤后应激障碍的诊断标准集从头至尾再次进行评估。

在诊断标准 A 之后，创伤后应激障碍诊断标准集余下的条目每次都先要评估这些症状在从创伤性事件暴露到现在的期间内是否出现过（终身创伤后应激障碍）。然后，对每个评估为“是”的条目，检查者跟进询问一个问题（即“最近 1 个月内，也发生过这种情况吗？”），以确定症状在最近 1 个月内是否存在（目前创伤后应激障碍）。为了确定目前（即最近 1 个月内）是否完全符合创伤后应激障碍的诊断标准，有必要对每一条目进行最近 1 个月的评估。

诊断标准 B——至少 1 个侵入性症状。确保症状第一次出现是在暴露于创伤性事件之后是重要的。

诊断标准 B(1)——对创伤性事件非自愿的和侵入性的痛苦记忆。该条目要求受访者经历过关于创伤性事件非自愿的和侵入性的记忆。这些记忆通常包含感觉、情感或生理反应的成分。侵入性的记忆有别于抑郁的思维反刍（鉴于与抑郁的高共病率，这也可能同时存在），因为它们给人的感受是非自愿的和不受欢迎的。

诊断标准 B(2)——创伤性事件的梦。符合条件评估为“是”的痛苦的梦不一定局限于对事件本身重放的梦，还包括其内容或情感在主题上关系到或反映出创伤性事件的重大威胁的梦。

诊断标准 B(3)——再体验创伤性事件的分离性反应。个体经历的分离状态可以持续几秒到几小时，甚至几天，在此期间，创伤性事件的有些方面被重温，个体的感受和举止好像创伤性事件就发生在那一刻。DSM-5 正文（DSM-5 中文版，第 267 页）提到了下述内容：

> 这种反应在一个连续谱上发生，可以从在不丧失现实定向的状态下，创伤性事件的一部分以短暂的视觉或其他感觉侵入，直至完全丧失对当前环境的意识。这些发作，通常被称为“闪回”，一般是短暂的，但可能与持久的痛苦和高度唤醒相关。

因为术语“闪回”已经成为通俗说法，跟进问题具体询问受访者是否经历过创伤性事件的闪回。

诊断标准 B(4)和 B(5)——对内在或外在线索的心理痛苦或生理反应。对内部或外部线索的反应被分成两个创伤后应激障碍条目；诊断标准 B(4) 强调强烈的或持久的心理痛苦，诊断标准 B(5) 强调显著的生理反应。SCID-5-CV 通过一个简单的问题引入对这 2 个条目的评估，该问题首次确定了强烈而不愉快的情感或躯体反应是否由象征或类似创伤性事件内部或外部线索的暴露所致。内部线索可以包括与创伤性事件相关的躯体感觉。正如 DSM-5 中文版（第 267 页）正文所述：

> 激发线索可以是躯体感觉（例如，脑损伤的幸存者的眩晕；既往受过创伤儿童的快速心跳），特别是那些有高度躯体化表现的个体。

如果受访者否认对创伤提示物有任何形式的反应，那么诊断标准 B(4)（心理痛苦）和诊断标准 B(5)（生理反应）均可以评估为“否”。如果受访者承认有某种反应，那么，检查者应该询问是不是强烈的或持久的情感反应（条目 G57）或躯体反应（条目 G59），然后对每个条目进行相应的评估。

诊断标准 C——对创伤性事件相关刺激的持续回避。创伤后应激障碍的诊断需要有对创伤性事件相关刺激的持续回避。在该诊断标准的背景中，DSM-5 中文版正文（第 267 页）将持续定义为“总是或者几乎总是”回避这种刺激，尽管诊断标准 C 中没有具体解释这种回避行为的最短病程。SCID-5-CV 对这项要求进行了操作，要求回避在超过 1 个月时间段的大部分时间出现，与诊断标准 F 中“超过 1 个月”的病程要求一致。对检查者重要的是确定这种回避行为是在创伤性事件之后才开始的（即与先前恐惧症相关的回避不应纳入创伤后应激障碍诊断之中）。

诊断标准 C(1)——回避记忆、想法或感受。如果受访者刻意回避与创伤性事件相关的记忆、想法或感受，该条目应该评估为“是”。因为记忆、想法和感受是从内部产生的，唯一回避它们的方式是使用分心的手段，例如，一直忙碌、玩电脑或视频游戏、看电视或者使用毒品或酒精以麻痹自己。

诊断标准 C(2)——回避能够唤起痛苦记忆、想法或感受的外部提示物。对于该诊断标准，个体通常回避创伤性事件的外部提示物，刻意努力地回避可能唤起关于创伤性事件记忆、想法或感受的人、地点、活动、物体、场合或其他任何事物。举例来说，经历过严重车祸的人可能持续地回避驾驶，或经历过战争的退伍军人可能持续地回避可能有巨大噪声的场合。

对于一些人来说，刻意努力回避外部提示物的需要可能取决于其日常生活中遇到提示物的可能性。举例来说，假设某人住在纽约，只有去超市的时候才开车；在遭遇一场严重车祸之后，他回避开车去超市，代之以安排送货上门；从严格的行为学角度讲，他的主动回避行为不是持续的，因为他只是在需要驾驶的情况下才刻意地回避驾驶。然而，在这个诊断标准的背景下，持续回避的态度等同于行为；所以尽管像该案例一样，个体不需要每天主动地回避提示物，但是只要这个人持续地意识到自己无法进入汽车，回避就符合持续的要求。

诊断标准 D——认知和心境的负性改变。诊断标准 D 的这组症状涉及自创伤性事件发生之后开始或加重的认知和心境的负性改变。鉴于在这些症状中有几项相对非创伤特有的性质（例如，持续的负性情绪状态、对活动的兴趣或参与减少、不能感受到正性情绪）以及这些条目中有些可能代表先前已有人格特质的事实（例如，对自己、他人或世界的持续而夸大的负性信念或预期），要求症状在事件发生后开始或加重特别重要。

诊断标准 D(1)——无法记住创伤性事件的某个重要方面。鉴于创伤暴露与脑损伤以及与酒精和物质使用可能同时出现，因此，重要的是确保遗忘并非由于头部损伤所致，也并非物质所致的记忆丧失（例如，“断片”），而是有分离的性质。

诊断标准 D(2)——对自己、他人或世界的负性信念或预期。当受访者对自己、他人或世界持续的和夸大的负性信念与创伤性事件相关时，该条目才可以评估为“是”。这个要求位列诊断标准 D 的第一部分（即“与创伤性事件有关的认知和心境方面的负性改变”），确定这点要么是由于它们的内容或多或少与创伤性事件相关，要么是根据信念是在创伤性事件暴露之后形成的事实。DSM-5 诊断标准和正文提供了几个负性信念的例子，例如，“没有人可以信任”，和“世界是绝对危险的”。在暴露于自然灾害或偶然的暴力行为之后，形成世界是一个绝对危险的地方的信念，这就说明信念是与创伤相关的，应该评估为“是”。有持续的“没有人可以信任”的信念不太可能与那些类型的创伤相关，提示这些信念是先前信念体系的一部分。（但是，对于其他类型的创伤，例如，约会强奸或军队内强奸，“没有人可以信任”可能是与创伤相关的信念。）如同诊断标准 C，DSM-5 将“持续”定义为“总是或者几乎总是”，SCID-5-CV 将其操作化为“在超过 1 个月时间段的大部分时间”。

诊断标准 D(3)——对创伤性事件的原因或结果持续且歪曲的认知。该诊断标准要求对创伤性事件的原因（即应该责备谁或什么）或结果（例如，因为有了创伤后应激障碍症状而自我否定）存在持续的错误认知。如果缺乏实际发生情况的第一手资料，要确定这些实际上是错误的认知是有一定难度的。尽管在有些情况下，认知歪曲是明显的（例如，“我叔叔虐待我，都是我的错”），但是在其他情况下，认知歪曲只有通过受访者对模糊情境过度的确信水平才能识别（例如，一名退伍军人坚称，他在炮火中行动不够迅速是导致他排里其他人受到袭击的主要原因）。如同诊断标准 D(2)，DSM-5 将“持续”定义为“总是或者几乎总是”，SCID-5-CV 将其操作化为“在超过 1 个月时间段的大部分时间”。

诊断标准 D(4)——持续的负性情绪状态。尽管在诊断标准中列举了一些情况来说明“负性情绪状态”（即“害怕、恐惧、愤怒、内疚、羞愧”），任何的负性情绪均应计算入内，包括感到悲伤、空虚或麻木。如同诊断标准 D(2)，DSM-5 将“持续”定义为“总是或者几乎总是”，SCID-5-CV 将其操作化为“在超过

1 个月时间段的大部分时间”。鉴于有持续负性情绪状态的个体在暴露于创伤性事件之后存在更高的罹患创伤后应激障碍的风险，重要的是要进行辨别，如果受访者在创伤性事件之前存在持续的负性情绪状态，在创伤性事件之后要明显地恶化。

诊断标准 D(5)——对重要活动的兴趣或参与显著减少。该诊断标准包含 2 个组成部分（即对活动的兴趣减少和对活动的参与减少），存在任何一个组成部分就应该评估为“是”。如同诊断标准 D(4)，特别重要的是确定在暴露于创伤性事件之后，受访者对活动的兴趣或参与才出现减少。

诊断标准 D(6)——与他人脱离或疏远的感觉。这可表现为与他人脱离的或受访者将自己封闭起来而与别人隔离的普遍感觉。

诊断标准 D(7)——持续地不能体验到正性情绪。DSM-Ⅳ中创伤后应激障碍类似条目（即“情感范围受限”）表明情感反应的普遍减少，与之相反，这里只有正性情绪表达受限。与诊断标准 D(4) 相同，在诊断标准 D(7) 中，特别重要的是确定受访者在暴露于创伤性事件之后才表现出不能体验正性情绪。

诊断标准 E——警觉和反应性的显著改变。列出的 6 项中必须存在至少 2 项。重要的是根据症状在创伤性事件之后开始或加重来确定警觉和反应性的显著改变与创伤性事件相关。

诊断标准 E(1)——激惹的行为和愤怒的暴发。该条目要求的不只是易激惹的情绪；评估为“是”要有激惹的行为和愤怒的暴发，典型的表现是对他人或物体的言语或躯体攻击。

诊断标准 E(2)——不计后果的或自我毁灭的行为。根据 DSM-5 中文版正文（第 267 页），不计后果或自我毁灭行为的例子包括危险驾驶、过度使用酒精或毒品、自伤或自杀行为。

诊断标准 E(3)——过度警觉。过度警觉表现为对潜在威胁的高度敏感，包括那些与创伤性经历有关的（例如，在机动车事故后，对轿车或卡车有可能导致的威胁特别敏感）和那些与创伤性事件无关的（例如，害怕引发心脏病发作）。

诊断标准 E(4)——过分的惊跳反应。这表现为受访者对未预期刺激的强烈反应，例如，巨大噪声或未预期的举动（例如，对电话铃响“一惊一乍”的反应）。

诊断标准 E(5)——注意力问题。这可能表现为难以记住日常事件（例如，忘记自己的电话号码）或者难以参与需要集中注意力的任务（例如，跟上持续一段时间的交谈）。

诊断标准 E(6)——睡眠紊乱。最常见的是存在入睡与维持睡眠的问题。

诊断标准 F——病程超过 1 个月。每一组症状群（即诊断标准 B、C、D 和 E）的症状最短病程要超过 1 个月。

诊断标准 G——紊乱引起有临床意义的痛苦或损害。与在整个 SCID-5-CV 中评估有临床意义时一样，检查者通过询问一个开放式问题来确定创伤后应激障碍的症状对受访者生活的影响。附加的跟进问题是可选的，涉及可能受到创伤后应激障碍症状影响的不同功能领域。只有根据受访者先前的回答仍不清楚症状对功能的影响时，才需询问这些问题。

诊断标准 H——并非由于其他躯体疾病所致或物质/药物所致。这个条目指导检查者去考虑并排除其他躯体疾病或物质/药物作为创伤后应激障碍症状的病因。很多人会通过增加酒精或其他物质的用量来应对创伤暴露。因此，一些看似是创伤后应激障碍的症状可能实际上是由于酒精或其他物质的直接效应所致。

10.10 H 模块：注意缺陷/多动障碍

10.10.1 目前成人注意缺陷/多动障碍的评估（H1—H27）

注意缺陷/多动障碍的评估以条目 H1 中针对诊断标准 A 的 2 个扫描问题开始，它们用来确定是否要进行所有 18 个注意缺陷/多动障碍条目的评估：(1)“在最近几年内，你是否经常容易分心或做事杂乱无章?” (2) “在最近几年内，你是否经常很难静坐或等待轮到你?” 如果这 2 个问题的回答均为“否”，而且检查到目前为止，没有证据表明受访者在最近 6 个月内有注意缺陷、多动或冲动的问题，检查者可以跳至 I 模块（“扫描其他目前障碍”）。

诊断标准 A(1)——9 项注意缺陷症状中有 5 项持续了至少 6 个月。当检查者询问诊断标准 A(1) 注意缺陷症状的每一条目时（条目 H2—H10)，必须首先引出符合诊断标准的行为例子，然后如同诊断标准要求的那样，询问跟进问题以确定行为“直接对社会和学业/职业活动产生了不良的影响”的程度。举例来说，如果受访者对第一个问题 [“经常遗漏了重要的细节，或者在工作（学校）或处理家务的时候犯错”] 回答为“是”，检查者应该要求受访者举出该行为的例子。在一些情况下，例子本身说明了对功能明显的不良影响，单凭例子就足以评估为“是”(例如，“作为服务员，我在给顾客下单时犯错太多，以至于被解雇了”)。在其他情况下，行为的潜在不良影响不是那么明确，对该条目进行评估之前就需要询问附加的跟进问题（例如，“这对你做好工作的能力有多大的影响?”)。注意，SCID-5-CV 使用 9 项症状中符合 5 项的阈值，它适用于“年龄较大的青少年（年龄 17 岁及以上）和成年人”。如果受访者年龄小于 17 岁，应该使用 9 项症状中符合 6 项的阈值。

诊断标准 A(2)——9 项多动/冲动症状中有 5 项持续了至少 6 个月。和诊断标准 A(1) 一样，必要的是检查者获得诊断标准 A(2)（条目 H12—H20）的例子，然后确定症状是否足够严重，以致直接对受访者的社会和学业/职业活动造成了不良的影响。

诊断标准 B——若干注意缺陷或多动/冲动的症状在 12 岁之前已存在。注意缺陷/多动障碍是一种儿童期起病的神经发育障碍。因此，正如诊断标准 B 要求的，重要的是确定在 12 岁之前就至少有一些符合诊断标准 A(1) 或诊断标准 A(2) 的症状存在。如果受访者难以记起编码为“是”的症状开始的年龄，SCID-5-CV 提供了一些跟进问题以询问上学期间出现的问题，它们可能是存在注意缺陷/多动障碍症状的标志（例如，“老师们是否抱怨上课时你注意力不集中或讲话太多？你曾因为你的行为被带去教导主任办公室吗？你父母是否抱怨过你不能保持静坐，很凌乱或从来没有按时准备好？”）鉴于成人回忆儿童期症状往往不可靠，若有可能，获得其他辅助信息是有益的。

诊断标准 C——症状在 2 个或更多的场所存在。重要的是确定症状在多个场所中存在（例如，不仅在工作中）。

诊断标准 D——症状干扰或降低了社交、学业或职业功能的质量。检查者开始会询问一个开放式问题以确定注意缺陷/多动障碍症状对受访者生活的影响来评估该条目。跟进问题是可选的，涉及可能受到注意缺陷/多动障碍症状影响的各个功能领域。只有在根据受访者的回答仍不清楚症状是否干扰或降低了受访者社交、学业或职业功能的质量时，才需要询问这些问题。

诊断标准 E——症状不仅仅出现在精神病性障碍的病程中，且不能用其他精神障碍来更好地解释。注意，该排除诊断标准有 2 个组成部分。如果存在共病的精神病性障碍，而且注意缺陷/多动障碍症状仅仅出现在精神病性障碍的病程中，那么不能诊断注意缺陷/多动障碍。在实际中，这意味着只有注意缺陷/多动障碍的症状在儿童期出现且发生在精神病性障碍之前，才可诊断为成人注意缺陷/多动障碍。对于其他精神障碍，如果症状可以用其他精神障碍来更好地解释，那么不应诊断为注意缺陷/多动障碍；该临床判断需要考虑注意缺陷、多动或者冲动是否最好归纳成其他精神障碍的特点。

注意缺陷/多动障碍的表现标注。根据亚型诊断注意缺陷/多动障碍，标明最近 6 个月内的主要表现：混合表现［如果同时符合诊断标准 A(1) 和 A(2)］；主要表现为注意缺陷［如果符合诊断标准 A(1)，但不符合诊断标准 A(2)］；或者主要表现为多动/冲动［如果符合诊断标准 A(2)，但不符合诊断标准 A(1)］。注意缺陷/多动障碍的诊断编码（包含在诊断总评分表中）与合适亚型的选择相对应。

10.11 I 模块：扫描其他目前障碍

正如本书开始时的说明，SCID-5-CV 是 SCID-5-RV 的精简版本，评估的障碍较少，省略了所有的亚型和标注（除非影响到诊断编码）。将大多数略去障碍的扫描问题从 SCID-5-RV 照搬过来，放在 I 模块中，让检查者能够扫描这些可能存在的障碍。因此，根据 SCID-5-RV 采用的时间范围，这些扫描问题的时间间隔从 1 个月到 12 个月不等。如果受访者对扫描问题回答为“是”，且检查者对是否符合该诊断标准感兴趣，检查者必须参考 DSM-5 的诊断标准，并使用自己的临床评估技能来确定诊断。为了促进这种努力，本书附录 A“I 模块障碍的 DSM-5 诊断标准”包含了扫描障碍的 DSM-5 诊断标准。读者可以参考 DSM-5 的全部诊断标准集，包括所有被省略的亚型和标注种类、ICD-10 编码、编码说明以及记录流程。

I 模块扫描障碍的排序与它们在 SCID-5-RV 中出现的顺序一致，见下（括号中为 DSM-5 中文版诊断标准的页码）：

经前期烦躁障碍（DSM-5 中文版第 165 页）
特定恐惧症（DSM-5 中文版第 189 页）
分离焦虑障碍（DSM-5 中文版第 182 页）
囤积障碍（DSM-5 中文版第 239 页）
躯体变形障碍（DSM-5 中文版第 234 页）
拔毛癖（拔毛障碍）(DSM-5 中文版第 243 页)
抓痕（皮肤搔抓）障碍（DSM-5 中文版第 246 页）
失眠障碍（DSM-5 中文版第 352 页）
嗜睡障碍（DSM-5 中文版第 358 页）
神经性厌食（DSM-5 中文版第 328 页）
神经性贪食（DSM-5 中文版第 334 页）
暴食障碍（DSM-5 中文版第 339 页）
回避性/限制性摄食障碍（DSM-5 中文版第 324 页）
躯体症状障碍（DSM-5 中文版第 302 页）
疾病焦虑障碍（DSM-5 中文版第 306 页）
间歇性爆发性障碍（DSM-5 中文版第 457 页）
赌博障碍（DSM-5 中文版第 578 页）

10.12 J 模块：适应障碍

10.12.1 目前适应障碍的评估（J1—J16）

适应障碍适用于：（1）针对可确定的心理社会应激源而出现的；(2) 不符合其他特定精神障碍（即排除其他特定和未特定分类）诊断标准的情绪或行为上的症状。因此，适应障碍放在 SCID-5-CV 的最后，在完成 SCID-5-CV 所有其他精神障碍评估之后。如果检查者到达 SCID-5-CV 这个部分，且在最近 6 个月内出现过无法用 SCID-5-CV 中任何已诊断的障碍（排除其他特定和未特定分类）所解释的症状，那么检查者就需要进行适应障碍的评估。SCID 还给检查者提供了在诊断总评分表中（访谈手册第 8 页，记录单第 16 页）记录 SCID-5-CV 没有具体涉及的 DSM-5 诊断以及不包括在 DSM-5 诊断中的选择，例如，分离性身份障碍或其他特定和未特定障碍分类（例如，其他特定和未特定焦虑障碍）。

诊断标准 A——作为对确定的应激源的反应而出现的症状。该诊断标准针对那些诊断不明并引导检查者开始适应障碍评估的症状，确定它们是作为对应激源的反应而出现的。第一个问题确定应激源是否出现在症状开始之前。第二个问题（"若是"）试图确定症状是否作为对应激源的反应而出现："你认为(应激源）与你出现的（症状）有什么关系吗?"第三个问题确定症状的开始出现是否在应激源发生的 3 个月之内。对于单次事件应激源，重点是在应激事件之后多长时间出现症状。对于一直存在且无一个清晰结束点的慢性应激源，重点是慢性应激源什么时候开始的。

诊断标准 B——与应激源严重程度不相称的显著痛苦或有临床意义的功能损害。该诊断标准要求受访者的痛苦症状与应激源的严重程度不相称 [诊断标准 B(1)] 或者症状导致有临床意义的痛苦或功能损害[诊断标准 B(2)]。因为确定症状是否超过了其应有的程度存在困难（即与应激源不相称），所以对诊断标准 B 组成部分对应的问题做了顺序调换，功能损害的评估 [诊断标准 B(2)] 被放在了前面；如果不存在有临床意义的功能损害，检查者才需要评估症状的相称性 [诊断标准 B(1)]。

诊断标准 C——不符合其他精神障碍的诊断标准，亦非先前存在精神障碍的加重。条目 J13 中设计的 2 个问题是设计用来帮助检查者对诊断标准 C 的第二部分进行评估，以排除先前存在精神障碍的加重。诊断标准 C 第一部分应该自动为真（即症状不符合 DSM-5 其他精神障碍的诊断），因为 SCID-5-CV 在开始目前适应障碍的评估时（条目 J10）就已经排除了其他精神障碍。

诊断标准 D——不代表正常的丧痛，不能用长期居丧障碍来更好地解释。因为丧痛可能表现出对应激源（即失去所爱之人）有临床意义的症状反应，所以，该诊断标准防止将正常哀痛病态化。

诊断标准 E——症状在应激源或其结果终止之后持续不超过 6 个月。若要认为症状表现与适应障碍的诊断一致，要符合在应激源或其结果终止之后最多有 6 个月症状病程的严格上限。然而，应激源"结果"的概念存在模糊性，这实际上意味着对很多（如果不是大多数）应激源并无时间限制。

适应障碍亚型。根据亚型做出适应障碍的诊断，亚型标明了体现对应激源反应特征的主要症状。适应障碍的诊断编码（在诊断总评分表中）与合适亚型的选择相对应。

11. 培训

在理想的情况下，培训应该遵循以下顺序：

1. 学习本书第 5—8 章，它们分别涉及 SCID-5-CV 的基本特征、施测、常规及用法、以及要和不要。
2. 仔细通读你打算使用的 SCID-5-CV 章节中的每一个字，确保你理解了所有的指导语、问题和 DSM-5 诊断标准。在你通读每一模块时，参考本书第 10 章“各模块的特殊说明”对应那个模块的指导语和记录单上需填写的相应条目。对 SCID-5-CV 包括的障碍，查看 DSM-5 中文版正文部分的“诊断特征”和“鉴别诊断”。
3. 现在练习大声朗读 SCID-5-CV 的问题，直至你在做 SCID 时就好像在与人自然交谈一样。
4. 与能扮演受访者的同事（或同伴）一起练习 SCID-5-CV。让他们扮演一个他们了解的病例。
5. 与同事一起使用附录 B“培训材料”中的病例进行角色扮演。设计这些病例是帮助你从头至尾熟悉 SCID-5-CV 模块，不一定要展示你的表演天赋。
6. 观看 SCID-5 检查的视频，随着检查进行，进行你自己的评估。比较你的评估和每个视频中“专家”的评估。
7. 在真正的患者身上试用 SCID-5-CV，在此同时学习使用 SCID-5-CV 的其他检查者作为观察者在检查过程中进行独立的评估。随后应该对检查技巧和评估不一致的地方进行讨论。
8. 可考虑邀请负责该工具翻译和开发的上海市精神卫生中心危机干预研究室开展现场 SCID-5 纸质版和电子软件版培训班。若想系统准确地掌握 SCID-5，往往需要三期培训，每期 10 天。第一期现场培训主要包括 SCID 主要内容的讲解、现场 SCID 检查的演示、角色扮演以及在小组督导下受训者与真正的检查对象进行 SCID 检查。受训者在现场培训之前应该熟悉 DSM-5 诊断标准、SCID 访谈手册和 SCID 用户指南，以便他们在参加小组检查前对 SCID 有足够的经验。通常，培训会穿插 SCID 内容的讲解和角色扮演，会有一名培训者进行现场 SCID 检查以展示其个人的 SCID 技巧，最后由受训者进行检查。第二期和第三期培训距前一期培训约半年的时间，期间受训者需要每周至少找一个有代表性的案例练习 SCID 访谈，填写 SCID 记录单和做好录音（或录像），之后将相关资料寄给上海市精神卫生中心危机干预研究室进行评估，每月进行一次 2 小时的语音或视频小组督导，讨论访谈练习中遇到的问题。而后在集中培训的 10 天期间，在小组中提呈和讨论一些典型或复杂的案例，细化 SCID 访谈和评估的技巧。在完成三期培训且通过考核之后，颁发 SCID-5 培训证书，有效期 1 年，之后若想延长有效期需每年至少完成 24 例访谈。
9. 另一种确保 SCID 检查者恰当施测 SCID 的方法是对其进行录音或录像，然后将音像资料（加上填写完整的相应 SCID 记录单）寄给上海市精神卫生中心危机干预研究室进行评阅。

12. 心理测量学问题

12.1 SCID 的信度

诊断评估工具的信度一般是通过比较 2 名或更多检查者对一组检查对象独立评估的一致性来评估的。分类结构的结果，例如，SCID 评估的 DSM 诊断，通常使用考虑由于偶然因素所致的一致性的 *Kappa* 统计值来报告（Spitzer 等, 1967)。一般认为 *Kappa* 值大于 0.70 反应一致性良好; 0.50—0.70 反应一致性一般；而小于 0.50 反应一致性差（Landis 和 Koch, 1977)。因为 SCID 不是一个完全结构化的评估，并且需要检查者进行临床判断，所以 SCID 的信度受到其使用的特定环境的很大影响。

表 12-1 提供了对针对既往 SCID 英文版本选择的信度研究的总结。(关于最新的 SCID 信度研究，包括 SCID-5 发表之后的信度研究，请参考 SCID 网站。) 3 项研究检验了 DSM-Ⅳ的 SCID 信度。Lobbestael 和同事（2011）考察了荷兰语版本 SCID 的信度。在一项联合信度研究中，使用一个 151 例住院和门诊患者的混合样本，第一个检查者记录了自己的 SCID 检查，然后由对第一个检查者的评分和诊断不知情的第二个检查者进行检查。作为《纵向人格障碍合作研究》的一部分, Zanarini 和同事（2000）研究了 SCID 的联合和重测信度；84 对检查者观看了 SCID 检查录像，作为联合评估的部分，并且检查者对 52 名患者在间隔 7—10 天后进行了独立检查，作为重测评估的部分。Martin 和同事（2000）在 71 名青少年中研究了酒精和其他物质使用障碍的信度，使用了联合检查者间设计（2 名检查者在同一现场 SCID 检查中进行独立的评估)。

Zanarini 和 Frankenburg (2001) 使用 4 种不同的方法检验 DSM-Ⅲ-R 的 SCID 的信度：使用联合检查测量 45 名住院患者的检查者间信度；间隔 7—10 天测量 30 名检查对象的检查间的重测信度；使用联合检查测量 48 名患者 2—4 年随访评估的检查者间信度；以及使用初始评估阶段的 36 个检查录音测量纵向随访的检查者间信度。在覆盖最广的 DSM-Ⅲ-R 的 SCID 信度研究中, Williams 和同事（1992）检验了多中心重测信度，所使用的混合样本包括住院患者、门诊患者、物质使用障碍患者和社区患者，共有 592 名患者。Skre 和同事（1991）通过 3 个检查者独立评估 54 个 SCID 检查录音以确定 DSM-Ⅲ-R 的 SCID 检查者间信度。

如表 12-1 所示, *kappa* 值在不同的研究中和在不同诊断之中范围很大。许多因素影响 SCID 这类检查工具的信度。我们会在随后的讨论中涉及这些内容。

12.1.1 联合检查和重测设计

在一些研究中，一名检查者检查一名检查对象，而其他人观察（现场或回顾录音)，然后做独立的评估（“联合”)。联合检查得出的信度最高，因为所有检查者听到的是一个完全一样的故事，而且因为跳转指导语的轨迹为观察者提供了检查者进行评估的线索。一个更严格的信度检验（重测，也称为基于独立检查的信度）需要 2 名不同的检查者在 2 个不同时间点对同一名检查对象进行检查。这个方法倾向于得到更低水平的信度，因为即使用同样的问题提问，检查对象也可能对 2 名检查者讲述不同的故事（“信息偏差”)，从而产生有差异的评估。

表 12–1 入选的 SCID-Ⅰ[①]信度研究

参考文献	Lobbestael 等，2011	Zanarini 等，2000	Zanarini 等，2000	Martin 等，2000	Zanarini 和 Frankenburg，2001	Zanarini 和 Frankenburg，2001	Zanarini 和 Frankenburg，2001	Zanarini 和 Frankenburg，2001	Williams 等，1992	Skre 等，1991
研究人群	n=151 (住院/门诊患者混合)	n=27 (视频/录音样本)	n=52 (重测样本)	n=71 (门诊青少年酒精使用者)	n=30	n=45 (住院患者)	n=48	n=30	n=592 (住院/门诊患者和非患者混合)	n=54
SCID 版本	DSM-Ⅳ	DSM-Ⅳ	DSM-Ⅳ	DSM-Ⅳ	DSM-Ⅲ-R	DSM-Ⅲ-R	DSM-Ⅲ-R	DSM-Ⅲ-R	DSM-Ⅲ-R	DSM-Ⅲ-R
信度研究的设计	联合，录音	联合，来自 4 个现场 84 对检查者	7—10 天间隔重测	联合，现场观察	7—10 天间隔重测	联合，现场观察	联合，现场观察	联合，录音	1—3 周间隔重测	联合，录音
重性抑郁障碍	0.66	0.80	0.61		0.73	0.90	0.93	1.0	0.64	0.93
心境恶劣障碍	0.81	0.76	0.35		0.60	0.91	0.93	0.84	0.40	0.88
双相障碍									0.84	0.79
精神分裂症									0.65	0.94
精依赖/滥用	0.65	1.0	0.77	0.94		1.0			0.75	0.96
其他物质依赖/滥用	0.77	1.0	0.76	0.94	0.77	0.95			0.84	0.85
惊恐障碍	0.67	0.65	0.65		0.82	0.88			0.58	0.88
社交恐惧症	0.83	0.63	0.59		0.53	0.86	0.71	1.0	0.47	0.72
强迫症	0.65	0.57	0.60		0.42	0.70			0.59	0.40
广泛性焦虑障碍	0.75	0.63	0.44		0.63	0.73			0.56	0.95
创伤后应激障碍	0.77	0.88	0.78		1.0	1.0	1.0	1.0		0.77
任何躯体形式障碍										–0.03
任何进食障碍	0.61	0.77	0.64							
广场恐惧症	0.60									
特定恐惧症	0.83									

注：① SCID-Ⅰ=DSM 轴Ⅰ障碍定式临床检查（Structured Clinical Interview for DSM Axis Ⅰ Disorders）。

12.1.2 检查者培训

经过良好培训的检查者，特别是一起培训和工作的检查者在评估上的一致性可能会更高。值得一提的是，检查者（例如，精神病学家、心理学家、社会工作者）的专业背景似乎对信度的差异并无影响。

12.1.3 研究人群

相比处在正常边缘的罹患轻度精神疾病的检查对象，罹患最严重且具明显精神障碍的检查对象(例如，患者因为精神分裂症或者双相障碍而反复住院）更可能产生可靠的 SCID 诊断。这就反映了一个事实，当障碍的严重程度刚好达到诊断阈值时，相对细微的诊断不一致性更有可能产生重大的影响。举例来说，对一名刚好符合重性抑郁发作 9 个条目中的 5 个的检查对象，一个条目的不一致会导致是重性抑郁障碍还是其他特定/未特定抑郁障碍的诊断差异，而对一名符合 9 个条目中的 7 个的检查对象，一个条目的不一致就不太可能导致诊断上的明显不一致。

12.1.4 障碍的基础率

研究人群中障碍的基础率会影响报告的信度。如果某诊断工具的测量误差是恒定的，信度会直接随着基础率而改变。为此，相比一个常见的障碍，一个罕见的障碍更难获得良好的信度。举例来说，相比一个社区样本，重性抑郁障碍的 SCID 信度在心境障碍诊所会更高，因为重性抑郁障碍的基础率在社区会低很多。

12.2 SCID 效度

诊断评估技术的效度一般是通过评估技术所做的诊断与一些假定的“金标准”之间的一致性来衡量的。不幸的是，仍然难以找到精神障碍诊断的金标准。使用一般临床诊断作为标准存在明显的问题，因为定式检查就是为提高非定式临床检查固有的局限性而特地设计出来的。事实上，许多研究使用 SCID 作为考量临床诊断准确性的金标准（Fennig 等, 1994a; Kashner 等, 2003; Ramirez Basco 等, 2000; Shear 等, 2000; Steiner 等, 1995)。

在精神障碍诊断的研究中，最让人接受（尽管有瑕疵）的标准可能是被称为“最佳估计诊断”的标准。Spitzer 提出最佳估计诊断的可操作性，将其命名为“LEAD 标准”(Spitzer, 1983)。该标准涉及进行纵向评估（longitudinal assessment, L)（即依靠随时间推移而收集的数据)、专家诊断医师做诊断(expert diagnositicians, E)、使用检查对象所有可用的数据（all data, AD)，例如，家庭知情人、回顾医疗记录以及临床工作人员的观察。尽管从概念上讲，LEAD 标准令人心动，但是操作的困难解释了它运用受限的原因。有几项研究（Fennig 等, 1994b, 1996; Kranzler 等, 1995, 1996; Ramirez Basco 等, 2000）使用了与 LEAD 标准近似的方法。两者均证明了 SCID 比标准的临床检查在首诊发作的诊断上效度更好。

附录 A: I 模块扫描障碍的 DSM-5 诊断标准

读者可参考 DSM-5 中文版(《精神障碍诊断与统计手册（第五版)》）的全部诊断标准集，包括被省略的亚型和标注描述，ICD-10 编码，编码说明和在此没有包括的记录程序。

经前期烦躁障碍

A. 在大多数的月经周期中，至少有 5 个症状在月经开始前 1 周出现；在月经开始后几天内症状开始改善，在月经 1 周后症状变得轻微或不存在。

B. 必须存在下列至少 1 个症状：

1. 明显的情绪不稳定（例如，情绪波动、突然感到悲伤或流泪或者对拒绝的敏感性增强）。
2. 明显的易激惹或愤怒或者人际冲突增多。
3. 明显的抑郁心境、无望感或自我贬低的想法。
4. 明显的焦虑、紧张或者感到紧绷或忐忑。

C. 必须另外存在下列至少 1 个症状，且诊断标准 B 和 C 累计符合 5 个症状。

1. 对日常活动的兴趣下降（例如，工作、上学、朋友、爱好）。
2. 主观感觉注意力难以集中。
3. 无力、易疲劳或精力明显不足。
4. 明显的食欲改变，进食过多或对特定食物有渴求。
5. 睡眠过多或失眠。
6. 感到无能为力或对生活失去控制。
7. 躯体症状，例如，乳房疼痛和肿胀、关节或肌肉疼痛、感觉“肿胀”或体重增加。

注：诊断标准 A—C 的症状必须在最近 1 年内大多数的月经周期中出现。

D. 这些症状伴有有临床意义的痛苦或干扰了工作、上学、平常的社交活动或与他人的关系（例如，回避社交活动，在工作、学校或家庭中的做事效率下降）。

E. 这些心境紊乱不仅仅是其他障碍症状的加重，例如，重性抑郁障碍、惊恐障碍、持续性抑郁障碍（恶劣心境）或某种人格障碍（尽管它可以与这些障碍共同出现）。

F. 诊断标准 A 应该通过至少 2 个发作周期的前瞻性的日常评估予以确认。（**注**：在确认之前可以临时做出诊断）。

G. 这些症状不能归因于某种物质（例如，毒品）、药物、其他治疗或其他躯体疾病（例如，甲状腺功能亢进症）的生理效应。

特定恐惧症

A. 对于特定的事物或情境（例如，乘飞机、高处、动物、打针、见血）产生显著的害怕或焦虑。

注：儿童的害怕或焦虑也可能表现为哭闹、发脾气、惊呆或依恋他人。

B. 恐惧的事物或情境几乎总是能够触发立即的害怕或焦虑。

C. 对恐惧的事物或情境主动地回避，或是带着强烈的害怕或焦虑去忍受。

D. 这种害怕或焦虑与特定事物或情境所引起的实际危险及社会文化环境不相称。

E. 这种害怕、焦虑或回避通常持续至少 6 个月。

F. 这种害怕、焦虑或回避引起有临床意义的痛苦，或者导致社交、职业或其他重要功能方面的损害。

G. 这种害怕、焦虑或回避不能用其他精神障碍的症状来更好地解释，例如，不仅仅针对的是广场恐惧症的惊恐样症状或其他功能丧失症状，社交焦虑障碍中的社交场合，强迫症中的强迫思维对象，创伤后应激障碍中的创伤性事件提示物或者分离焦虑障碍中的离家或离开依恋对象。

标注如果是:

动物型（例如，蜘蛛、昆虫、狗）。

自然环境型（例如，高处、暴风雨、水）。

血液—注射—损伤型（例如，针头、侵入性医疗操作）。

情境型（例如，飞机、电梯、封闭空间）。

其他（例如，可能导致哽噎或呕吐的场合；对儿童来说，可能是巨响或化妆人物）。

分离焦虑障碍

A. 因为担心与依恋对象分离，个体产生与其发育阶段不相称的和过度的害怕或焦虑，至少符合以下症状中的 3 项:

1. 当预期或经历离家或与主要依恋对象分离时，产生反复的、过度的痛苦。
2. 持续和过度地担心会失去主要依恋对象或担心他们可能受到伤害，例如，疾病、受伤、灾难或死亡。
3. 持续和过度地担心会经历导致与主要依恋对象分离的不幸事件（例如，走失、被绑架、事故、生病）。
4. 因害怕离别，持续地不愿或拒绝出门、离开家、去上学、去工作或去其他地方。
5. 在家或其他场合中，对独处或与主要依恋对象分开感到持续的和过度的害怕或不愿。
6. 除非主要依恋对象在身边，否则持续地不愿或拒绝在家以外的地方睡觉。
7. 反复做与分离主题有关的噩梦。
8. 当与主要依恋对象分离或预期分离时，出现反复的躯体性症状主诉（例如，头疼、胃疼、恶心、呕吐）。

B. 这种害怕、焦虑或回避是持续性的，儿童和青少年至少持续 4 周，成人则至少持续 6 个月。

C. 这种紊乱引起有临床意义的痛苦，或者导致社交、学业、职业或其他重要功能方面的损害。

D. 这种紊乱不能用其他精神障碍来更好地解释，例如，像孤独症（自闭症）谱系障碍中过度抗拒改变所致的拒绝离家，像精神病性障碍中与分离相关的妄想或幻觉，像广场恐惧症中因没有一个信任的同伴陪伴而拒绝出门，像广泛性焦虑障碍中的担心疾病或伤害会降临到其他重要的人身上，或者像疾病焦虑障碍中的担心会患病。

囤积障碍

A. 持续地难以丢弃或放弃物品，不管它们的实际价值如何。

B. 这种困难是由于感到积攒物品的需要以及与丢弃它们相关的痛苦。

C. 难以丢弃物品导致了物品的堆积，从而造成使用中的生活区域拥挤杂乱和其原有用途受到明显限制。如果生活区域不杂乱，则只是因为第三方的干预（例如，家人、清洁工、权威人士）。

D. 囤积引起有临床意义的痛苦，或者导致社交、职业或其他重要功能方面的损害（包括为自己和他人保持一个安全的环境）。

E. 囤积不能归因于其他躯体疾病 [例如，脑损伤、脑血管疾病、肌张力减退一智力减退一性腺功能减退与肥胖（Prader-Willi）综合征]。

F. 囤积不能用其他精神障碍来更好地解释 [例如，像强迫症中的强迫思维，像重性抑郁障碍中的精力减退，像精神分裂症或其他精神病性障碍中的妄想，像重度神经认知障碍中的认知缺陷，像孤独症（自闭症）谱系障碍中的兴趣受限]。

躯体变形障碍

A. 具有 1 个或多个感知到的但别人看起来微小或观察不到的外貌缺陷或瑕疵的先占观念。

B. 在此障碍病程的某些时间段内，作为对外貌担心的反应，个体表现出重复的行为（例如，照镜子、过度修饰、皮肤搔抓、寻求肯定）或精神活动（例如，对比自己和他人的外貌）。

C. 先占观念引起有临床意义的痛苦，或者导致社交、职业或其他重要功能方面的损害。

D. 外貌先占观念不能用符合进食障碍诊断标准的个体对身体脂肪和体重的担心的症状来更好地解释。

拔毛癖（拔毛障碍）

A. 反复拔自己的毛发而导致毛发缺失。

B. 反复地试图减少或停止拔毛发。

C. 拔毛发引起有临床意义的痛苦，或者导致社交、职业或其他重要功能方面的损害。

D. 拔毛发或毛发缺失不能归因于其他躯体疾病（例如，皮肤病）。

E. 拔毛发不能用其他精神障碍的症状来更好地解释（例如，像躯体变形障碍中的试图改善感受到的外貌缺陷或瑕疵）。

抓痕（皮肤搔抓）障碍

A. 反复搔抓皮肤而导致皮肤损伤。

B. 反复地试图减少或停止搔抓皮肤。

C. 搔抓皮肤引起有临床意义的痛苦，或者导致社交、职业或其他重要功能方面的损害。

D. 搔抓皮肤不能归因于某种物质（例如，可卡因）或其他躯体疾病（例如，疥疮）的生理效应。

E. 搔抓皮肤不能用其他精神障碍的症状来更好地解释（例如，像精神病性障碍中的妄想或触幻觉，像躯体变形障碍中的试图改善感受到的外貌缺陷或瑕疵，像刻板运动障碍中的刻板行为，或像非自杀性自伤中的自我伤害）。

失眠障碍

A. 主要的主诉是对睡眠数量或质量的不满意，伴有至少 1 项下列症状：

1. 入睡困难（儿童可以表现为在没有照料者的干预下入睡困难）。
2. 维持睡眠困难，其特征表现为频繁地觉醒或醒后再入睡困难（儿童可以表现为在没有照料者的干预下再入睡困难）。
3. 早醒，且不能再入睡。

B. 睡眠紊乱引起有临床意义的痛苦，或者导致社交、职业、教育、学业、行为或其他重要功能的损害。

C. 睡眠困难每周至少出现 3 晚。

D. 睡眠困难至少持续 3 个月。

E. 尽管有足够的睡眠机会，仍出现睡眠困难。

F. 失眠不能用其他睡眠-觉醒障碍更好地解释，也不是仅仅出现在其他睡眠-觉醒障碍的病程之中（例如，发作性睡病、与呼吸相关的睡眠障碍、昼夜节律睡眠-觉醒障碍或睡眠异态）。

G. 失眠不能归因于某种物质（例如，毒品）、药物的生理效应。

H. 共存的精神障碍或躯体疾病不能充分解释失眠的主诉。

嗜睡障碍

A. 尽管主要睡眠时间持续至少 7 小时，但自我报告仍有过度困倦（嗜睡），且至少伴有 1 项下列症状：

1. 在同一天内有反复睡眠或陷入睡眠之中的时段。
2. 尽管延长的主要睡眠时段每天超过 9 小时，但仍感觉精力没有恢复（即不解乏）。
3. 突然觉醒后难以完全清醒。

B. 嗜睡每周出现至少 3 次，且持续至少 3 个月。

C. 嗜睡伴有临床意义的痛苦，或者导致认知、社交、职业或其他重要功能的损害。

D. 嗜睡不能用其他睡眠-觉醒障碍来更好地解释，且并非仅仅出现在其他睡眠-觉醒障碍（例如，发作性睡病、与呼吸相关的睡眠障碍、昼夜节律睡眠-觉醒障碍或睡眠异态）的病程之中。

E. 嗜睡不能归因于某种物质（例如，毒品）、药物的生理效应。

F. 共存的精神障碍或躯体疾病不能充分解释嗜睡的主诉。

神经性厌食

A. 相对于在年龄、性别、发育阶段和身体健康背景下的需要而言，因限制能量的摄入而导致有临床意义的低体重。*有临床意义的低体重*被定义为低于正常体重的最低值或低于儿童和青少年的最低预期值。

B. 即使处于显著的低体重，仍然强烈害怕体重增加或变胖，或者有持续的限制体重增加的行为。

C. 对自己的体重或体型的感知异常，体重或体型过度地影响自我评价，或者持续地缺乏对目前低体重严重性的认识。

标注是否是:

限制型:

在最近 3 个月内，个体没有反复的暴食或清除行为（即自我催吐、灌肠或滥用泻药、利尿剂）。此亚型的体重减轻主要通过节食、禁食和/或过度锻炼来实现。

暴食/清除型:

在最近 3 个月内，个体有反复的暴食或清除行为（即自我催吐、灌肠或滥用泻药、利尿剂）。

神经性贪食

A. 反复发作的暴食。暴食发作以下列 2 项为特征:

1. 在一个固定的时间段内（例如，在 2 小时内），进食量绝对大于大多数人在相似时间段内和相似场合下的进食量。
2. 发作时感到无法控制进食（例如，感觉不能停止进食或不能控制进食的品种或数量）。

B. 反复出现不恰当的代偿行为以预防体重增加，例如，自我催吐，滥用泻药、利尿剂、其他药物或灌肠，禁食或者过度锻炼。

C. 在一个持续了 3 个月的时间段内存在暴食和不恰当的代偿行为，且平均每周至少各出现 1 次。

D. 自我评价过度地受体型和体重影响。

E. 该紊乱并非仅仅出现在神经性厌食的发作期。

暴食障碍

A. 反复发作的暴食。暴食发作以下列 2 项为特征:

1. 在一个固定的时间段内 (例如, 在 2 小时内), 进食量绝对大于大多数人在相似时间段内和相似场合下的进食量。
2. 发作时感到无法控制进食 (例如, 感觉不能停止进食或者不能控制进食的品种或数量)。

B. 暴食发作伴有下列至少 3 项症状:

1. 进食比正常情况快得多。
2. 进食直到有不舒服的饱腹感。
3. 在没有感到身体饥饿时进食大量食物。
4. 因进食过多感到尴尬而单独进食。
5. 进食之后感到厌恶自己、抑郁或非常内疚。

C. 对暴食感到显著的痛苦。

D. 在一个持续了 3 个月的时间段内, 平均每周至少出现 1 次暴食。

E. 暴食不伴有神经性贪食中反复使用的不恰当的代偿行为, 且并非仅仅出现在神经性贪食或神经性厌食的病程中。

回避性/限制性摄食障碍

A. 进食或喂食紊乱 (例如, 明显缺乏对进食或食物的兴趣, 由于食物的感官特征而回避食物, 担心进食的不良后果), 表现为持续地未能满足恰当的营养和/或能量需要, 至少伴有下列 1 项症状:

1. 显著的体重减轻 (或者儿童未能达到预期的体重增加或增长缓慢)。
2. 显著的营养缺乏。
3. 依赖胃肠道喂养或口服营养补充剂。
4. 显著地干扰了心理社交功能。

B. 该紊乱不能用缺乏足够的食物或文化认可的做法来更好地解释。

C. 这种进食紊乱不能仅仅出现在神经性厌食或神经性贪食的病程中, 也没有证据表明个体存在对自己体重或体型的感知异常。

D. 这种进食紊乱不能归因于并发的躯体疾病或用其他精神障碍来更好地解释。当此进食紊乱出现在其他疾病或精神障碍的背景下时, 进食紊乱的严重程度应超过该躯体疾病或精神障碍的常规进食异常且需要额外的临床关注。

躯体症状障碍

A. 至少 1 个躯体症状，令人痛苦或导致日常生活受到显著干扰。

B. 与躯体症状相关的过度想法、感觉或行为，或者伴有对健康的过度担心，表现为至少下列 1 项：

1. 与个体症状严重性不相称的和持续的想法。
2. 有关健康或症状的持续性高水平焦虑。
3. 在这些症状或健康的担心上投入过多的时间和精力。

C. 虽然某个躯体症状可能不会持续存在，但有症状的状态是持续存在的（通常超过 6 个月）。

疾病焦虑障碍

A. 患有或会患上某种严重疾病的先占观念。

B. 不存在躯体症状，或若存在，其强度是轻微的。若存在躯体疾病或有罹患某种躯体疾病的高度风险（例如，存在明确的家族史），其先占观念显然是过度的或不相称的。

C. 对健康有高水平的焦虑，个体容易对个人健康状况感到惊慌。

D. 个体有过度的与健康相关的行为（例如，反复检查自己的躯体疾病的体征），或者表现出适应不良的回避（例如，回避与医生的预约和医院）。

E. 疾病的先占观念已经存在至少 6 个月，但所害怕的具体疾病在此段时间内可能会变化。

F. 与疾病相关的先占观念不能用其他精神障碍来更好地解释（例如，躯体症状障碍、惊恐障碍、广泛性焦虑障碍、躯体变形障碍、强迫症或躯体型妄想障碍）。

间歇性爆发性障碍

A. 代表一种反复的无法控制攻击性冲动的行为爆发，表现为下列 2 项之一:

  1. 言语攻击（例如，脾气爆发、骂不绝口、口头争论或吵架）或者对财产、动物或他人的躯体攻击，平均每周出现 2 次，持续 3 个月。躯体攻击没有导致财产的损坏或毁坏，也没有导致动物或他人的躯体受伤;
  2. 在 12 个月内有 3 次行为爆发，导致财产的损坏或毁坏和/或导致动物或他人躯体受伤的躯体性攻击。

B. 反复爆发过程中所表达出的攻击性强度明显与被挑衅或任何诱发的心理社会应激源不相称。

C. 反复的攻击性爆发是非预谋的（即它们是冲动的和/或基于愤怒的），也不是为了实现某个切实的目标（例如，金钱、权力、恐吓）。

D. 反复的攻击性爆发引起了个体显著的痛苦，或导致职业或人际关系的损害，或者有经济或法律后果。

E. 实际年龄至少为 6 岁（或相当的发育水平）。

F. 反复的攻击性爆发不能用其他精神障碍（例如，重性抑郁障碍、双相及相关障碍、创伤后应激障碍、破坏性心境失调障碍、精神病性障碍、反社会型人格障碍、边缘型人格障碍）来更好地解释，也不能归因于其他躯体疾病（例如，头部外伤、阿尔茨海默病）或某种物质(例如，毒品)、药物的生理效应。对于 6—18 岁的儿童，当其攻击性行为作为适应障碍的一部分出现时，不应考虑此诊断。

注: 在已有注意缺陷/多动障碍、品行障碍、对立违抗障碍或孤独症（自闭症）谱系障碍诊断的情况下，当反复的冲动的攻击性爆发超出这些障碍通常所见的程度且需要独立的临床关注时，也可以做出与间歇性爆发性障碍共病诊断。

赌博障碍

A. 持续的和反复的有问题的赌博行为，引起有临床意义的损害或痛苦，个体在一个 12 个月的时间段内出现下列至少 4 项:

1. 需要加大赌注去赌博以达到想要的兴奋。
2. 当试图减少或停止赌博时，出现烦躁不安或易激惹。
3. 反复努力地控制、减少或停止赌博，但失败了。
4. 沉湎于赌博（例如，持续出现对过去赌博的重温，预测赌博结果或计划下一次赌博，想尽办法获得金钱去赌博)。
5. 感到痛苦时（例如，无助、内疚、焦虑、抑郁）经常赌博。
6. 赌博输钱后，经常在另一天返回去想赢回来（追回损失)。
7. 为参与赌博的程度而撒谎。
8. 因为赌博已经损害或失去一个重要的关系、工作或者教育或职业机会。
9. 依靠他人提供金钱来缓解赌博造成的严重财务危机。

B. 赌博行为不能用躁狂发作来更好地解释。

附录 B：培训材料

培训材料包括 2 个类型的病例：角色扮演病例和作业病例。

角色扮演病例

5 个角色扮演病例对练习如何施测 SCID-5-CV 是有益的。角色扮演病例最好是 2—4 人一组，由一个人担任 SCID 检查者，第二个人扮作受访者，其余参加人员作为观察者，同“检查者”一起做评估。每个病例只有“受访者”能看；这个组的其他成员应该保持未知的状态。这样，精神病理才可以随着角色扮演逐渐呈现。“受访者”在开始时应该将病例的概述部分大声地朗读给其他小组成员。这用来替代整个 SCID-5-CV 概述部分，我们发现这部分做角色扮演特别困难。然后，检查者应该从 A 模块开始练习检查。“受访者”应该按照指导语去回答问题，这样，参与角色扮演病例的多个小组才会做出相同的诊断。在每个角色扮演病例结束后，建议整个小组共同讨论病例，重点放在组内和组间不一致的地方。

作业病例

9 个作业病例［改编自 DSM-Ⅳ-TR 病例手册（Spitzer 等，2002)，做了一些修改以方便诊断标准的运用］是为了帮助检查者练习如何使用 SCID-5-CV 的 C 模块。当施测 SCID-5-CV 时，检查者评估 C 模块和 D 模块时受访者应该就坐在他面前，这样，检查者有机会询问额外的澄清问题。因此，建议检查者在检查真实受访者之前要对使用 C 模块和 D 模块非常熟悉。检查者应该阅读每个病例，然后从 A 模块的开头开始进行条目评估，就好像给患者施测 SCID-5-CV 一样。如果在病例中未提及某个特定诊断标准的评估信息，那就假定不存在，可评估为“否”。每个病例后面的讨论提示进行 SCID-5-CV 的正确“途径”，提供了每个病例中相关条目标签的编码。

角色扮演病例

角色扮演病例 1 (用于练习 A 模块和 B 模块)：

“忧郁的卡车司机”

(将这部分大声朗读给检查者听)

概述

这是一名 50 岁的离异男性，自诉他在最近 6 个月内感到抑郁。他是一名卡车司机，但因为最近耽误了太多工作，可能有失业的危险。他说在有些日子里他只是坐在床边，盯着地板，无法动弹。他还说他一直在回避朋友，而且不愿意走出家门。在 10 年前离婚时，他有过一次类似的发作。在 2 次发作之间他感觉良好。

(用于角色扮演)

心境症状：在目前这个月(没有一个 2 周时间段比其他时间段更严重)，报告的抑郁症状如下：

- 承认持续性的抑郁 [诊断标准 A(1)]。
- 承认兴趣丧失 [诊断标准 A(2)]。
- 承认食欲缺乏，伴体重下降了 20 磅 [诊断标准 A(3)]。
- 承认入睡困难（翻来覆去 2 个小时），早晨五点钟醒来 [诊断标准 A(4)]。
- 否认精神运动激越 [诊断标准 A(5) 第一部分]，但承认严重精神运动迟滞 [诊断标准 A(5)]。(或者，如果你演技足够好，你可以展示严重的精神运动迟滞)。
- 承认疲劳或精力丧失 [诊断标准 A(6)]。
- 否认无价值感，但报告感到内疚 [诊断标准 A(7)]，不过不要详细描述，除非检查者问及。当问及内疚感时，说你感到非常内疚，并提供明显过分的例子（例如，你儿子有严重的吸毒问题，你坚信是因为在他还是小男孩的时候，你花在跑运输上的时间太多，而没有足够的时间陪孩子玩)。
- 否认集中注意力或做决定存在困难 [诊断标准 A(8)]。
- 否认自杀观念 [诊断标准 A(9)]。

如果检查者询问抑郁对你的生活有什么影响，提醒检查者你因为抑郁已经无法工作，尽管你从 10 年前离婚之后就是单独生活，你还有很多好朋友。但是因为你的抑郁，你已经将自己与他们隔离。你身体健康，没有使用过（也没有使用更多的）酒精、毒品或药物。当询问你一生中经历过几次单独的抑郁时，说 2 次——现在和 10 年之前。

下一个问题应该是问你在最近 1 个月内是否有躁狂。对在最近 1 个月内是否有一段时间感觉很愉快、情绪高涨或激动的问题，回答为“否”。对在目前这个月内你是否有一段日子每天大部分时间易激惹、生气或者易怒的问题，回答为“是”。解释当你觉得抑郁的时候，你变得非常易激惹和易怒，而且任何小事情都会让你生气。但是，对随后有关你感觉“亢奋”和精力异常充沛的问题，回答为“否”。正如你前面所解释过的，你感觉慢下来了，根本没有精力。检查者应该（希望如此）跳至既往躁狂发作的问题。否认曾经有过心境高涨或者易激惹的既往发作。还要否认在最近 2 年内多数日子里感到情绪低落。

精神病性及相关症状：除下列问题之外，均回答为“否”：

1. 对于第一个问题（人们是否特别注意你），回答为“是”。解释说你待在家里的原因就是如果你出去，遇到的人会一直问你为什么不工作。
2. 对于有关罪恶妄想的第二个问题（“你是否曾经觉得你做过的或该做而没做的事，对你的父母、孩子、其他家人或朋友造成了严重的伤害？”），回答为“是”。重申因为在你儿子还是个小男孩的时候，你不在的时间太多了，导致你与他玩的时间不够，所以你是你儿子吸毒的原因，你非常的内疚。你明白是因为你抑郁了，所以你才这么想，正因如此，这些感觉可能夸大了。

SCID-5-CV 诊断

F33.2　重性抑郁障碍，反复发作，重度

（在记录单诊断总评分表的“目前”选项上画圈）

角色扮演病例 2 (用于练习 A 模块和 B 模块):

“用冥想实现世界和平”

(将这部分大声朗读给检查者听)

概述

一名离异的 30 岁女性，由家人送到医院，因为在最近 3 周内，她辞去了办公室前台的工作，将房子挂牌出售，而且一直不睡觉；她的行为越来越奇怪。她对要她住院非常生气，认为她的家人想阻止她与世界分享她的好消息。

(用于角色扮演)

心境症状：对有关抑郁和兴趣丧失的所有问题回答为“从未有过”。回答有关感觉愉快、“情绪高涨”、“激动”或“高兴过了头”的问题时，解释说你对辞掉自己的旧工作和新近发现的教人冥想的能力感到“喜悦”，而且到目前为止你有这种感觉已经超过 3 个星期了。回答有关“亢奋”或“兴奋”的问题时，解释说你有异常充沛的精力去做事，而且你对自己正在做的和即将要做的伟大事情感到兴奋。

对于诊断标准 B 症状：

- 当被问及你自我感觉怎么样的时候 [诊断标准 B(1)]，说你觉得非常好，你对发现自己拥有教人如何“通过渗透”进行冥想的特殊能力感到特别兴奋，而且你打算通过在北京开办一家冥想中心而实现世界和平。当检查者（希望如此）询问你如何进行这项工作的更多细节时，解释说你单纯通过专注地凝视他们几分钟就可以教人冥想，然后他们就可以冥想了。因为在你这么做之后他们看你的眼神，你就知道你已经成功了。
- 当被问及你的睡眠时 [诊断标准 B(2)]，说因为你对自己的新能力太兴奋了，所以你已经 10 天没有睡觉了。
- 当被问及你讲话太多时 [诊断标准 B(3)]，要么演示出你讲话很多，要么告诉检查者你家人抱怨你讲话太多。
- 当被问及思维奔逸时 [诊断标准 B(4)]，说你脑子里“装满”了有关你新冥想中心的想法。
- 当被问及注意力不集中时 [诊断标准 B(5)]，说“是”，但你无法举出例子。
- 当被问及活动增多时 [诊断标准 B(6)]，说你走遍全城的电视台和广播电台，试图将这个新闻播出去。
- 当被问及是否做了一些可能给你带来麻烦的事时 [诊断标准 B(7)]，说当你试图进入中央电视台晚间新闻的直播间以在节目中分享你的消息时，你被逮捕了。

你现在并且一直都身体健康，否认在最近几年使用过任何酒精或毒品。

精神病性症状：对于别人在谈论你或特别注意你的问题，回答为“否”。当被问及从电视台收到特别消息时，解释说你试图在做的是把你的信息传递给电视台的人。对于觉得某首歌曲的歌词、人们的穿着或者路牌或广告牌都试图给你传递一个信息的问题，回答为“否”。

对于被害妄想，说你家人因为不明白你新能力的重要性，所以认为你疯了，而且你对他们强迫你住院感到非常生气。对于觉得被跟踪或被监视的问题，回答为“否”，并且对于被下了毒的问题，回答为“否”。

对于特殊能力的问题，回答说“你怎么知道的？这个新闻是不是已经传开了？”并再次解释你通过渗透教别人冥想的能力，还有如何一旦每个人都能这么做，就不再需要有战争，这就是为什么会有世界和平的原因。对于你与名人有亲密关系的问题，回答为“否”。

对于坚信你的身体有问题或你身体某些部分有些奇怪的现象发生的问题，回答为“否”。对于犯了罪或你做了一些对你家庭造成严重伤害的事情的问题，回答为“否”。

对于坚信伴侣不忠的问题，回答为“否”。对于你是否是一个有宗教信仰或精神信仰的人的问题，回答为“是”，解释说你在天主教家庭中长大，每个周日都会去教堂，尽管你现在不常去教堂，但是你仍认为自己是有宗教信仰的。对于有过别人没有过的宗教或精神信仰经历的问题，回答为“否”。对于是否觉得上帝、魔鬼或其他神灵直接与你对话的问题，回答为“否”。

对于有神秘的爱慕者或与名人有恋情的问题，回答为“否”。对于感觉被控制、思想被插入你脑中、思想被外力从脑中提走、思想被大声广播出去或有人可以读出你的思想等余下的妄想问题，均回答为“否”。

对于听到声音的问题，说有时候你会听到有人叫你的名字。当这个情况发生时，你转向声音传来的方向，但是没有人在那里。对所有其他的幻觉问题，回答为“否”。

SCID-5-CV 诊断

F31.2　双相Ⅰ障碍型，目前躁狂发作，伴精神病性特征

(在记录单诊断总评分表的“目前”选项上画圈)

角色扮演病例 3 (用于练习 A 模块、B 模块和 C 模块)：

“跟踪者”

(将这部分大声朗读给检查者听)

概述

这是一位单身的 35 岁女性行政助理，说她自从 10 个月之前因为超速驾驶出庭之后，就一直被一名警察“追踪”。

(用于角色扮演)

心境症状：

- 对于目前抑郁的问题，说你的心境是“心烦意乱”和“沮丧”，你有这种感觉已经几个星期了，但是对感到悲伤、抑郁、情绪低落或无望，回答为“否”。对你是否对于平日所喜欢的事情失去了兴趣或愉悦感的问题，回答为“否”。如果检查者决定继续询问目前抑郁发作的问题，对所有抑郁症状的问题回答为“否”，除了对入睡困难［诊断标准 A(4)］的问题回答为“是”，以及对注意力集中困难［诊断标准 A(8)］的问题回答为“是”，因为你对警察打算对你做的事感到很恐惧。
- 对于既往有过一段时间觉得抑郁或情绪低落的问题，回答为“否”；对于曾经对所喜欢的事情失去了兴趣或愉悦感的问题，回答为“否”。
- 对于目前和既往躁狂的问题回答为“否”(即你从未有过一段时间感觉很愉快、“情绪高涨”、激动或“高兴过了头”以致使别人认为你与平时不一样，且你从未有过一段时间感到至少持续好几天的易激惹、生气或者易怒)。
- 对于目前持续性抑郁障碍的第一个问题（条目 A112）“在最近 2 年内，从（2 年前）至今，你是否在大多数的日子里，每天多数时间，被抑郁心境困扰着?”，说虽然出庭是在 10 个月之前，但只是在最近几周你才意识到他在跟踪你，你因此而感到不安。如果被追问，要澄清，就说你在最近 2 年内大多数的日子里没有抑郁。

精神病性症状：对于第一个是否有人在谈论你或特别注意你的问题，解释说警察是唯一一个特别注意你的人。你知道这一点，是因为你看到他晚上在你住所周围转悠。你确定你接到了来自他接通又挂断的电话。否认其他关系妄想的问题（即否认在收音机、电视、报纸、歌曲、人们的穿着、路牌或广告牌对你有特殊的意义。）

回答是否有人故意为难你或者想要伤害你的问题时，说你不确定那个警察为什么要这么做或者他想从你这里得到什么，但是你认为是与性相关的。对于你被警察跟踪但是你不清楚原因的问题，回答为“是”。如果被问及，你应该解释你非常确定他在跟踪你，那绝非你的想象。

对于你特别重要或者有特殊能力的问题，回答为“否”。对于你与名人有亲密关系的问题，回答为“否”。

对于坚信你的身体有问题或你身体某些部分有些奇怪的现象发生的问题，回答为“否”。对于犯了罪或你做了一些对你家庭造成严重伤害的事情的问题，回答为“否”。

对于坚信伴侣不忠的问题，回答为“否”。对于你是否是一个有宗教信仰或精神信仰的人的问题，回答为“否”。对于是否觉得上帝、魔鬼、上苍或其他神灵直接与你对话的问题，回答为“否”。

对于有神秘的爱慕者或与名人有恋情的问题，回答为“否”。对于感觉被控制、思想被插入你脑中、思想被外力从脑中提走、思想被大声广播出去或有人可以读出你的思想等余下的妄想问题，均回答为“否”。对所有其他妄想问题，全部回答为“否”。

对于幻觉的所有问题，均回答为“否”。如果检查者进一步询问视幻觉（因为你前面说过你“看到”他在你住所周围转悠），解释说你每天晚上都看到一个和警察很像的人，在街上来来回回开车，假装在社区巡逻。尽管他没有近到你能看清楚他的特征，但是你非常确定那就是他。

如被问及，否认你最近有过一段时间没有工作、没有上学或者无法打理事情。

你没有躯体问题，否认使用毒品或酒精，而且你没有正在服用任何药物。

SCID-5-CV 诊断

F22.0　妄想障碍

（在记录单诊断总评分表的“目前”选项上画圈）

角色扮演病例 4 (用于练习 F 模块和 G 模块)：

“小心驶得万年船”

(将这部分大声朗读给检查者听)

概述

这是一位 28 岁已婚妈妈，有 2 个小孩，因为惊恐发作和越来越困扰她的担心而求治。她描述大约 2 年之前开始出现惊恐发作，在最近 1 年发作越来越频繁。在最近 1 年内，她一直回避可能会拥挤的场所，例如，拥挤的小商店，原因是如果她有了惊恐发作而又无法逃离的话，她担心会被困住。即使商店并不拥挤，但是因为它可能会在一瞬间变得拥挤，所以她会回避，解释说小心驶得万年船。

(用于角色扮演)

心境症状：对于所有心境症状的问题，回答为“否”：你从未有过 1 次超过 1 天或 2 天的抑郁，从未有过异常情绪高涨或易激惹，在最近 2 年内大多数的日子里没有抑郁。

精神病性症状：所有均回答为“否”。

物质使用障碍：你外出晚餐时偶尔可能喝一杯红酒，但是酒精从未导致过任何问题。在大学的时候你尝试过一次大麻，但它只是让你想睡觉。

焦虑症状：对惊恐发作的初始问题，回答为“是”，描述你最近一次严重发作，发生在昨天。你正坐在家里看电视，它突然不知从哪里冒出来了。当你描述发作的时候，告诉检查者那时你心跳很快，流汗，感到虚弱并且喘不上气。承认这些症状突然出现，在几分钟之内变得严重。

对于惊恐发作伴发特定症状问题：

- 对于心跳很快 [诊断标准 A(1)]，回答为“是”。
- 对于流汗 [诊断标准 A(2)]，回答为“是”。
- 对于震颤 [诊断标准 A(3)]，回答为“是”。
- 对于气短 [诊断标准 A(4)]，回答为“是”。
- 对于哽噎感 [诊断标准 A(5)]，回答为“否”。
- 对于胸痛 [诊断标准 A(6)]，回答为“是”。
- 对于恶心或腹部不适 [诊断标准 A(7)]，回答为“否”。
- 对于感到头昏 [诊断标准 A(8)]，回答为“是”。
- 对于红脸或潮热 [诊断标准 A(9)]，回答为“否”。
- 对于针刺感 (说在你手掌) [诊断标准 A(10)]，回答为“是”。
- 对于现实解体 [诊断标准 A(11)]，回答“否”。
- 对于害怕失控 [诊断标准 A(12)]，回答为“否”。
- 对于濒死感 [诊断标准 A(13)]，回答为“否”。

当检查者询问这些发作是否意想不到地出现过，说大部分的惊恐发作都发生在看起来没有可能让你焦虑的事情发生的时候，就像你看电视的时候出现的那次发作。当检查者询问你是否担心或者担忧你会再次发作时，回答为“是”。你一直担心再次发作——你不断想到这件事，想知道下次是什么时候发生。当检查者询问你是否由于惊恐发作而做过什么改变，告诉检查者你回避一些可能会让你困在拥挤人群中的场合——例如，拥挤的小店、拥挤的公共汽车、拥挤的电影院、甚至是拥挤的电梯。你一直在观察你的环境；如果你看到公共汽车、商店或者电梯太拥挤了或者看起来可能会变得拥挤，你根本不会进去。在最近 1 年内一直是这样。

对于惊恐发作什么时候开始的问题，说第一次发作是 2 年之前，但是最近发作越来越频繁。惊恐发作开始的时候，你没有正在服用任何药物或者使用任何毒品，你一直只喝脱咖啡因的咖啡和花草茶，因为咖啡因会让你心神不宁。当惊恐发作开始的时候，你没有躯体疾病。实际上，第一次惊恐发作之后你看过病，因为你认为你的心脏出问题了，但是医生说你是健康的。

当问及最近 1 个月的时候，说你每天都有惊恐发作。对于在最近 1 个月内你是否担心惊恐发作的问题，说你一直担心会再有惊恐发作。最后，对于你是否做了一些改变的问题，重申你回避拥挤的地方。

对于在最近 6 个月内你焦虑或者害怕的一些场合（广场恐惧症诊断标准 A）的问题，回答为“是”，再次简单描述你回避的场合（即任何可能会拥挤的场合）。你回避拥挤的公共汽车，但是如果公共汽车不拥挤，你会乘坐它。你不回避任何其他的交通工具出行。你不回避像停车场、户外市集或者桥梁之类的空旷场所，因为它们一般不会拥挤。你通常会回避像商店、剧院和购物中心之类的密闭场所，因为即使它们不拥挤，它们随时会变得拥挤，因此，小心驶得万年船。你不回避单独出门。

当被问及你害怕会发生什么时，解释说你害怕如果出现惊恐发作，拥挤的人群让你难以出去（诊断标准 B）。从大约 1 年前至今，你在拥挤的场合总是焦虑或者恐惧（诊断标准 C），并且你尽力回避这类场合（诊断标准 D）。尽管你担心你逃离不了，但是对你来说拥挤并不是特殊的危险或者威胁（诊断标准 E）。这种害怕在最近 1 年内大部分时间存在（诊断标准 F）。当被问及对你生活的影响时，说因为所有那些你要回避的地方，这个焦虑和害怕使你很难去照顾好你的家人。你不会进小商店，因为它们可能会变得拥挤，你不在可能变得拥挤的时候去任何大商店或者购物中心,如周末。你的这些害怕让你非常困扰。

对于在社交场合特别紧张的问题，回答为“否”；但是对于最近 6 个月内不敢在别人面前做事情的问题，回答为“是”(社交焦虑障碍诊断标准 A)。但是，解释说这仅限于在一大群人面前讲话的紧张，你认为你并不比大多数人更紧张。否认有其他社交或者表演的场合会让你紧张（诊断标准 A）。

如果检查者选择继续进行社交焦虑障碍的评估：

- 对于问题“当你必须在一大群人面前讲话的时候，你害怕会发生什么事情？”，解释说你害怕因为说了蠢话而尴尬（诊断标准 B）。
- 对于问题“当你必须在一大群人面前讲话的时候，你几乎总是感到害怕吗?”，回答为“是”（诊断标准 C）。
- 对于问题“你是否想尽办法回避在别人面前讲话?”，回答说：当为数不多的几次你必须在一群人面前讲话时，例如，在高中课堂上，你逃课了（诊断标准 D）。

- 当被问及如果在一群人面前讲话没有表现好，最可能出现的后果是什么的时候，回答说你会觉得尴尬，但不会有别的什么发生（诊断标准 E）。
- 当被问及你是否在最近 6 个月内的大部分时间里存在担心或者回避，回答说自从你是一个孩子开始就有这样的感受（诊断标准 F）。
- 当被问及你害怕在别人面前讲话对你的生活有什么影响时，回答说几乎没有什么影响，因为这种情况极少发生，而且回避在一大群人面前讲话没有什么负面影响（诊断标准 G）。

对于你是否在最近 6 个月内的很多时间感到焦虑或者担心的问题，回答为"是"。解释说除了担心惊恐发作以外，你发现对所有事情的担心也在折磨你（广泛性焦虑障碍诊断标准 A）。你担心你丈夫会不会在公务出差时被杀死，担心你的孩子会不会患上绝症，担心你的经济情况（尽管你丈夫向你保证他收入不错，他不会被解雇），担心你是不是一个足够好的妈妈等。承认你甚至在没有原因的时候也会担心，你丈夫一直说你顾虑重重。对于是否在最近 6 个月内多数日子里担心的问题，回答为"是"。

对于问题"当你这样担心时，你是否很难让自己停下来或去想别的事情?"，回答说你经常告诉自己这么担心是可笑的，但是你的思维不断将你拖回到你担心的事情上。

对于广泛性焦虑障碍症状的问题：

- 对于感觉紧张［诊断标准 C(1)］，回答为"是"。
- 对于很多时间感到疲倦［诊断标准 C(2)］，回答为"是"。
- 对于注意力难以集中［诊断标准 C(3)］，回答为"否"。
- 对于易激惹［诊断标准 C(4)］，回答为"否"。
- 对于肌肉紧绷［诊断标准 C(5)］，回答为"否"。
- 对于因为你想着所有可能出问题的事情，所以难以入睡［诊断标准 C(6)］，回答为"是"。

对于它对你生活的影响，回答说你需要每天给你老公打电话，以确认他下班后能接孩子，他认为这很烦人；这让你和他的关系变得很紧张。你因为这样对自己也很不满，你希望自己可以放松下来。

你没有任何躯体疾病，你不喝酒，不使用毒品，你每天喝的咖啡不超过 1 杯。

对于强迫的 3 个扫描问题（即反复出现的想法，反复出现的表象，反复出现的冲动）均回答为"否"。对于你不得不一次又一次地做某些事情的问题，回答为"是"。解释说你几乎每次离开家的时候都不得不回家确认炉子关了、电熨斗关了、电加热器插座拔了等。这种行为是仪式化的，因为它必须按照一定的顺序来完成，否则你不得不从头再来一次。这个检查行为每天只用大约 5—10 分钟，你坚持认为你**没有**受它困扰，而且它**没有**明显干扰你的生活。

SCID-5-CV 诊断

F41.0　惊恐障碍

F40.0　广场恐惧症

F41.1　广泛性焦虑障碍

（在记录单诊断总评分表的"目前"选项上画圈）

角色扮演病例 5（用于练习 E 模块）：

"太忙了"

（将这部分大声朗读给检查者听）

概述

这是一位 40 岁男士，在门诊接受戒毒治疗。他从未结过婚，单独生活。他是一名本地电台主播，目前是他最忙的季节，每周工作 60 个小时，晚上去医院探视他处于绝症晚期的母亲。他报告说他使用的主要毒品是可卡因，还说"情况已经失控了"。他每周要花在毒品上的钱超过一千块。至于他的饮酒习惯，他报告说晚餐时喝两杯红酒，和朋友晚上出去的话还会再喝 2—3 杯啤酒，大约每周 2 次。

（用于角色扮演）

心境症状：对目前抑郁心境的问题，回答为"是"，但是当检查者问到抑郁心境是否"几乎每天的大部分时间"存在时，回答为"否"。你因为你母亲觉得抑郁，但是你太忙了，白天不会想到它。对于兴趣丧失，再次说你除了工作、探视母亲和睡觉之外，没有时间去做任何其他事情，但是你仍然对工作和探视母亲感兴趣。如果检查者（错误地）询问目前抑郁发作的问题，全部回答为"否"。对于心境模块的所有其他问题，全部回答为"否"。

精神病性症状：除外使用致幻剂时你感到生动、明亮的"光环"（视错觉，**并非**幻觉），全部回答为"否"。

物质使用障碍：如你在概述中所述，你在晚餐时喝 2 杯红酒，在一个星期有几天和朋友出去的时候，你还会再喝 2—3 杯啤酒。关于评估最近 12 个月酒精使用障碍的问题，对其中 11 个酒精使用障碍的问题回答为"否"：在最近 12 个月内，喝酒从未导致过任何问题，也从未失控过。

当被问及在最近 12 个月内非酒精性物质使用的时候，回答如下：

- 否认使用过任何镇静剂、催眠药或抗焦虑药。
- 承认每天吸食大麻，3—4 支，有时在早餐之后就立刻开始。
- 承认每天鼻吸可卡因，否认使用任何其他类兴奋剂。
- 否认使用任何阿片类物质。
- 否认使用苯环利定。
- 承认在最近 1 年内每个月使用 1 次致幻剂。
- 否认使用任何吸入剂。
- 否认使用任何其他类型的物质。

关于最近 12 个月非酒精物质使用障碍的评估，检查者应该提问哪些毒品或者药品在最近 12 个月内给你造成了最严重的问题。你应该回答"肯定就是可卡因"。然后每个问题的答案如下：

诊断标准 A(1) (比意图的量更大)

回答为"是"——你的可卡因使用已经失去控制；即使你拥有的量足够你使用一个星期，你也经常一个晚上用光你所有的可卡因。

诊断标准 A(2) (减少使用的持久欲望或失败努力)

回答为"是"——你很多次尝试停止使用，但是你无法停下来——这就是你来治疗的原因。

诊断标准 A(3) (花大量的时间)

回答为 "是"——你每天都在使用它，当你在电台工作时，一直是可卡因用到中毒。

诊断标准 A(4) (渴求)

回答为"是"——当你没有使用的时候，你总是渴求它。

诊断标准 A(5) (使用导致你不能履行主要的角色义务)

回答为"否"——尽管你可能在工作上有点加快，但其实更高效；不存在对角色义务的不良影响。

诊断标准 A(6) (尽管有社交问题，仍继续使用)

回答为"是"——你家人反对你使用可卡因；每次你与他们谈话，结果都变成了有关你可卡因使用的争辩。最近，因为你不想再争论，所以你回避与任何家人谈话。

诊断标准 A(7) (放弃活动)

回答为"是"——你已停止与家人和朋友一起消遣，你不再运动了，即使它曾经是你的主要兴趣。

诊断标准 A(8) (当对身体有危险时，仍然使用)

对于你是否在驾驶前鼻吸可卡因的问题，回答为"是"，但对于可卡因导致鲁莽或危险驾驶的问题，回答为"否"。

诊断标准 A(9) (尽管知道有心理或躯体的问题，仍然使用)

对于心理问题回答为"是"——今年早些时候，当你使用更高剂量的可卡因时，它会让你变得非常多疑；你会把你的门锁起来，并坚信警察在监视你。

对于躯体问题回答为"否"。

对于不管怎样，你是否仍继续使用可卡因的问题，回答为"是"。

诊断标准 A(10) (耐受)

回答为"是"——只用几天，你就需要增加使用剂量。

诊断标准 A(11) (戒断反应)

回答为"是"——在你用完可卡因之后，你会"崩溃"，变得抑郁和易激惹，一直睡觉，感到虚弱和变得迟钝。

SCID-5-CV 诊断

F14.2 可卡因使用障碍，重度

[诊断标准 A(1)、A(2)、A(3)、A(4)、A(6)、A(7)、A(9)、A(10)、A(11)]

(在记录单诊断总评分表的"目前"选项上画圈)

注：还需考虑"酒精使用障碍""大麻使用障碍""可卡因所致的精神病性障碍"等诊断。

作业病例

作业病例 1："生活水平低"

李女士，39 岁，是一位面色苍白、弯腰驼背的单身女性。她娃娃脸周边散乱的头发被粉色带子系成好几个辫子。社区医生为她生活功能水平低下而担心，转介至精神科，以评估是否需要住院治疗。她对社区医生唯一的主诉是："我生活自理能力下降，生活水平低。"据她母亲报告，的确有下降，但这已经很多年了。最近几个月，她一直待在自己的房间，不语不动的。

在 12 年前，李女士是一家大医院职业治疗科的主管，住着自己的公寓，而且与一青年男子订婚了。该男子解除了婚约，之后她变得越来越混乱，在街上漫无目标地走，穿着不搭配的衣服。她被解雇了，最后她被叫来的警察送进了医院。当人们破门进到她的公寓时，里面一片狼藉，堆满了纸张、食物和破破烂烂的东西。她这次住院 3 个月的信息不详，出院后她同妈妈住，服用一种名字不详的处方药物，她从未再取过药。

出院后，她家人希望她能恢复正常，重新开始真正的生活。但在随后的几年中，她变得愈加退缩，生活功能更差。她大部分时间花在看电视和烹调上。她烹饪时搭配一些怪异的配料，例如，将西兰花和蛋糕混在一起，然后独自把它们吃了，因为家中没人愿意吃她做的饭菜。她收集烹调书籍和食谱，她的房间乱糟糟地堆满了这些东西。经常在她妈妈进到她房间时，她会快速地抓起一本杂志，假装在阅读，而事实上她明显只是坐着，两眼盯着空处。她不洗澡、洗头和刷牙。尽管她否认食欲不振，但是她吃得越来越少，而且在几年内瘦了 20 斤。她作息时间不正常。最终，她开始遗尿，常常将床尿湿，房间里充满了尿的刺鼻气味。

住进精神病院时，她将双手握紧，搁在大腿上，回避看给她做检查的医生。她乐意回答问题，没有表现出怀疑和戒心，但她的情感是肤浅的。她否认有抑郁心境、妄想或幻觉；然而，随着检查的进行，她的回答变得愈来愈怪异和不切题。对于她奇怪的烹调习惯的问题，她回答说她不想讨论最近在俄罗斯发生的事件。当讨论她功能下降时，她说："当你年轻时，有更多的起飞机制。"在检查牵连观念时，她说："我怀疑它的真实性，但是如果有人认识涉及的作者，那会是引向喜剧方式的一个元素"。她的回答穿插着口头禅："我很安全，我很安全。"

“生活水平低”的 SCID-5-CV 评估

A 模块	**条目标签、评估和记录**
第 15 页：	A1 = “否”; A2 = “否”; A3 = “是”
第 20 页：	A18 = “否”; A19= “否”; A20 = “是”
第 25 页：	A38 = “否”
第 34 页：	A71 = “否”
第 44 页：	A111 = “否”; A112= “否”

B 模块	**条目标签、评估和记录**
第 48 页：	B1 = “否”; B3 = “否”
第 49 页：	B5 = “否”; B7 = “否”; B9 = “否”; B11 = “否”; B13 = “否”
第 50 页：	B15 = “否”; B17 = “否”; B19 = “否”
第 51 页：	B21 = “否”; B23 = “否”; B25 = “否”
第 52 页：	B27 = “否”; B29 = “否”; B31 = “否”; B33 = “否”; B35 = “否”; B37 = “否”
第 53 页：	B39 = “是” (言语紊乱)
	B40 = “回答愈来愈怪异和不切题” “我怀疑它的真实性，但是如果有人认识涉及的作者，那会是引向喜剧方式的一个元素”
	B41 = “是” (明显紊乱的行为)
	B42 = “她变得越来越混乱，在街上漫无目标地走，穿着不搭配的衣服”
第 54 页：	B43 = “否”
第 55 页：	B45 = “是” (意志减退：“坐着，两眼盯着空处” “不洗澡、洗头和刷牙”)
	B46 = “是”
	B47 = “是” (情感表达减少：“她情感是肤浅的”)
	B48 = “是”

C 模块	**条目标签、评估和记录**
第 57 页：	C1 = “是” (曾经出现过精神病性症状)
	C2 = “是” (在心境发作以外的时间有精神病性症状出现)
	C3 = “是” (言语紊乱、行为紊乱和阴性症状同时发生的时间至少有 1 个月)
第 58 页：	C4 = “是” (从未有过心境发作)
	C5 = “是” (病症持续数年)
第 59 页：	C6 = “是” (严重的功能损害)
	C7= “是” (并非由于其他躯体疾病所致或物质/药物使用所致)
第 66 页：	C32= “是” (症状在最近 1 个月内的某段时间出现)
第 67 页：	C42 = “否”
	在记录单诊断总评分表上 F20.9 精神分裂症的“目前”选项上画圈。

SCID-5-CV 诊断：精神分裂症

作业病例 2："我是新的佛祖"

牛先生是一位 32 岁的单身无业男性，13 岁时从中国移民美国，28 岁回国。在邻居向他哥哥抱怨他站在街上不断地用他的宗教信仰骚扰他人之后，他哥哥将他带到了精神科医院门诊。他不停地对精神科医师重复："我是新的佛祖"。

牛先生最近 7 个月与哥哥和嫂嫂一起生活。在最近 4 个星期内，他的行为变得越来越有破坏性。他深更半夜叫醒他哥哥以讨论宗教事务。他常常似乎在对只有他听见的声音做出反应。他既不洗澡，也不换衣服。

牛先生说在 6 个星期前，他开始听到"声音"。有几个声音，评论他的行为，并且以第三人称的身份讨论他。通常在内容上，它们要么是温和的（例如，"看看他，他要吃东西了。"），要么是侮辱性的（例如，"他真是一个傻瓜，他什么也不懂！"）。在这段时间，他几乎不看电视，因为他听到声音从电视里传出来，并且因为电视节目经常针对他而心烦。

最近 6 个星期，越来越坚决地，这些声音一直在告诉牛先生，他是新的佛祖，应该开创人类历史上的宗教新纪元。从大约 4 个星期前开始，他感觉到能量激增，几乎不需要睡觉，"于是我可以传播我的佛法了"，牛先生说。据他哥哥说，他更加专注于这些声音，日常活动也更紊乱了。

检查时，牛先生情绪欣快，他讲话很快，让人难以跟上。他在病房里走来走去，一看见医生，就抓住医生的手臂，将脸凑到离医生 20 厘米远的地方，迅速而充满激情地讲述他对宗教的"顿悟"。在讨论他的新宗教期间，他突然恭维医生说他的衬衣和领带搭配得不错。当对他的行为进行限制时，他变得很吵且愤怒。除了相信他是新的佛祖以外，他还认为医院是阻止他传播宗教信息的阴谋的一部分。他整日为听到的声音所烦恼，有时候称之为"那些该死的声音"。他声称他觉得他的宗教顿悟、欣快感和精力都是佛祖放进他身体里的。

“我是新的佛祖”的 SCID-5-CV 评估

A 模块	条目标签、评估和记录
第 15 页：	A1 = “否”; A2 = “否”; A3 = “是”
第 20 页：	A18 = “否”; A19= “否”; A20 = “是”
第 25 页：	A38 = “是” (“牛先生情绪欣快” 和有 “能量激增”)
	A39 = “是” (必须住院治疗)
第 26 页：	A40 = “是” (“他是新的佛祖”)
	A41 = “是” (“几乎不需要睡觉”)
	A42 = “是” (“迅速而充满激情地讲述”)
	A43 = “是” (“他讲话很快，让人难以跟上”)
	A44 = “是” (“在讨论他的新宗教期间，他突然恭维医生说他的衬衣和领带搭配得不错”)
第 27 页：	A45 = “是” (“他在病房里走来走去”)
	A46 = “是” (“他站在街上不断地用他的宗教信仰骚扰他人”)
	A47 = “是” (诊断标准 B 症状中至少 3 项编码为 “是”)
第 28 页：	A48 = “是” (住院治疗且是精神病性的)
第 29 页：	A49 = “是” (并非由于其他躯体疾病所致或物质/药物所致)
	A51、A52 填写成访谈前 6 周的年月
	A53 = “01”

B 模块	条目标签、评估和记录
第 48 页：	B1 = “是”
	B2 = “电视节目经常针对他”
	B3 = “是”
	B4 = “医院是阻止他传播宗教信息的阴谋的一部分”
第 49 页：	B5 = “是”
	B6 = “他是新的佛祖”
	B7 = “否”; B9 = “否”; B11= “否”; B13 = “否”
第 50 页：	B15 = “是”
	B16 = “他是新的佛祖”
	B17 = “否”; B19 = “否”
第 51 页：	B21 = “否”; B23 = “否”; B25 = “否”
第 52 页：	B27 = “是”
	B28 = “有几个声音，评论他的行为，并且以第三人称的身份讨论他” “这些声音一直在告诉牛先生，他是新的佛祖” “他整日为听到的声音所烦恼”

“我是新的佛祖”的 SCID-5-CV 评估（续）

	B29 = “否”; B31= “否”; B33 = “否”; B35 = “否” B37 = “否”
第 53 页:	B39 = “否”; B41 = “否”
第 54 页:	B43 = “否”
C 模块	**条目标签、评估和记录**
第 57 页:	C1 = “是” (曾经出现过精神病性症状)
	C2 = “是” (精神病性症状出现在心境发作以外的时间)
	C3 = “是” (妄想和幻觉)
第 58 页:	C4 = “否” [**存在**与精神分裂症活动期症状同时出现的躁狂发作，并且心境发作**并非**只在小部分时间存在（即它们在大部分时间存在)]
第 60 页:	C12 = “是” (躁狂症状与精神分裂症活动期症状同时出现)
第 61 页:	C13 = “是” (无明显心境症状时的听幻觉)
	C14 = “是” (心境发作症状在大部分时间存在)
	C15 = “是” (并非由于其他躯体疾病所致或物质/药物所致)
第 66 页:	C35 = “是” (症状在最近 1 个月内的某段时间出现)
	C36= “1” (双相型)
第 67 页:	C42 = “否”
	在记录单诊断总评分表 F25.0 分裂情感性障碍、双相型的“目前”选项上画圈。

SCID-5-CV 诊断：分裂情感性障碍，双相型

作业病例 3：“有人要买我的命”

皮先生，42 岁，已婚，邮递员，2 个孩子的父亲，因为他坚持认为“有人要买我的命”，被他妻子带来急诊室就诊。

据皮先生所说，他的问题是在 4 个月前开始的，当时他的工作主管指控他篡改包裹。皮先生否认这是事实，而且因为他的工作岌岌可危而提起了诉讼。在正式听证会上，他被宣判无罪，根据他的说法：“这使我老板狂怒。他觉得他受到了公开侮辱。”

大约 2 个星期后，皮先生注意到他的同事都在回避他。“当我走向他们的时候，他们就转身离去，好像他们不愿意见我。”之后不久，他开始觉得同事们在工作时议论他。他从未听清他们在说什么，但他逐渐确信他们之所以避开他，是因为他老板已经雇好人要杀了他。

这种状况稳定了大约 2 个月，一直到皮先生开始注意有几辆新来的“大型白色汽车”出现在社区里，在他住的街上开来开去。他变得愈来愈恐惧，确信“杀手”就在这些车里。在没有陪同的情况下，他就拒绝出公寓。有几次，当他看见白色汽车时，他就十分惊慌并跑回了家。在最近一次这种情况之后，他妻子终于坚持让他陪她去急诊室。

根据他的妻子和兄弟的描述，皮先生基本上是一个适应良好、外向、喜欢和家人在一起的人。他在军队出色地服过役。他在那里看不到什么战斗，但曾经被战友从一辆烧着的卡车中拖出来，几秒钟后车子爆炸了。

检查时，皮先生明显处于恐惧状态。除了他相信他处于被追杀的危险中，他的言谈、举止和态度丝毫不奇怪。他突出的心境是焦虑。除了上述情况，他否认存在幻觉和任何其他的精神病性症状。他声明他没有抑郁，虽然他提到他最近有些入睡困难，但他说食欲、性欲、精力和注意力均没有改变。

“有人要买我的命”的 SCID-5-CV 评估

A 模块	**条目标签、评估和记录**
第 15 页:	A1 = “否”; A2 = “否”; A3 = “是”
第 20 页:	A18 = “否”; A19 = “否”; A20 = “是”
第 25 页:	A38 = “否”
第 34 页:	A71 = “否”
第 44 页:	A111 = “否”; A112 = “否”

B 模块	**条目标签、评估和记录**
第 48 页:	B1 = “是”
	B2 = “‘杀手’在白色车里，同事们转身离去”
	B3 = “是”
	B4 = “老板雇好人要杀了他”
第 49 页:	B5 = “否”; B7 = “否”; B9 = “否”; B11 = “否”; B13 = “否”
第 50 页:	B15 = “否”; B17 = “否”; B19 = “否”
第 51 页:	B21 = “否”; B23 = “否”; B25 = “否”
第 52 页:	B27 = “否”; B29 = “否”; B31 = “否”; B33 = “否”; B35 = “否”; B37 = “否”
第 53 页:	B39 = “否”; B41 = “否”
第 54 页:	B43 = “否”
第 55 页:	B45 = “否”; B47 = “否”

C 模块	**条目标签、评估和记录**
第 57 页:	C1 = “是” (曾经出现过精神病性症状)
	C2 = “是” (从无心境发作)
	C3 = “否” (仅有妄想)
第 62 页:	C17 = “是” (1 个月以上的妄想且妄想不能用其他精神障碍来更好地解释)
	C18 = “是” (无精神分裂症病史)
	C19 = “是” (无显著的功能损害且行为不是明显地离奇或古怪)
	C20 = “是” (无心境发作)
第 63 页:	C21 = “是” (并非由于其他躯体疾病所致或物质/药物所致)
	C23 = “是” (不能由其他精神障碍来更好地解释)
第 67 页:	C37= “是” (症状在最近 1 个月内的某段时间出现)
	C42 = “否”
	在记录单诊断总评分表上 F22.0 妄想障碍的“目前”选项上画圈。

SCID-5-CV 诊断：妄想障碍

作业病例 4：“社交名媛”

陈女士，42 岁，已婚，社交名媛，之前从未患过任何精神障碍。一个新演奏厅将要正式开业，届时会有一个新芭蕾舞的全国首映式，由于陈女士在文化协会的地位，她负责协调这次活动。然而，包括罢工在内的建筑相关问题让她无法确定结尾的细节能否在最后期限前完成。布景师是一个情绪无常的人，威胁除非建筑材料符合他琐碎的规格，否则就退出项目。陈女士不得不安抚这个情绪无常的人，同时试图哄着争吵的各方进行谈判。由于她的保姆不得不去看望一位生病的亲戚，她在家里的责任也增加了。

处于这些困难之中时，她最好的朋友在一起悲惨的撞车事故中身首异处。陈女士是家中唯一的孩子，她最好的朋友从小学开始就与她非常亲密。人们常说这两个女人像姐妹。

葬礼一结束，陈女士就变得愈来愈紧张和心神不安，每晚只能睡 2—3 个小时。2 天后，她碰巧看见一位妇女开着与她朋友一样的车。她迷惑了，几小时后她变得坚信她朋友还活着，车祸以及葬礼都是在演戏，是一个阴谋。不知何故，这个阴谋是要去欺骗她，而且也不知何故，她处于莫大的危险之中，要逃生就必须解开这个谜团。她开始不相信除丈夫以外的任何人，开始相信电话被窃听，房间被装了“窃听器”。她请求丈夫救她一命。她开始听到一种尖锐并起伏的声音，她害怕那是一种在瞄准她的超声波束。当她丈夫第二天上午将她带到急诊室时，她处于一种极度恐慌的状态，惊恐地抓着她丈夫的手臂。留住急诊室观察 24 小时之后，陈女士情况缓解，返回公司继续正常工作。

“社交名媛”的 SCID-5-CV 评估

A 模块	**条目标签、评估和记录**
第 15 页：	A1 = “否”; A2 = “否”; A3 = “是”
第 20 页：	A18 = “否”; A19 = “否”; A20 = “是”
第 25 页：	A38 = “否”
第 34 页：	A71 = “否”
第 44 页：	A111 = “否”; A112 = “否”

B 模块	**条目标签、评估和记录**
第 48 页：	B1 = “是”
	B2 = “看见一位妇女开着与她朋友一样的车——坚信她朋友还活着”
	B3 = “是”
	B4 = “阴谋欺骗她；电话被监听；房间被装了窃听器；她处于危险中”
第 49 页：	B5 = “否”; B7 = “否”; B9 = “否”; B11 = “否”; B13 = “否”
第 50 页：	B15 = “否”; B17 = “否”; B19 = “否”
第 51 页：	B21 = “否”; B23 = “否”; B25 = “否”
第 52 页：	B27 = “是”
	B28 = “尖锐的‘超声波’”
	B29 = “否”; B31 = “否”; B33 = “否”; B35 = “否”; B37 = “否”
第 53 页：	B39 = “否”; B41 = “否”
第 54 页：	B43 = “否”
第 55 页：	B45 = “否”; B47 = “否”

C 模块	**条目标签、评估和记录**
第 57 页：	C1 = “是” (曾经出现过精神病性症状)
	C2 = “是” (从无心境发作)
	C3 = “否” (同时有妄想和幻觉但持续时间不足 1 个月)
第 62 页：	C17 = “否” (有妄想但其持续时间不足 1 个月)
第 63 页：	C24= “是” (妄想和幻觉)
第 64 页：	C25= “是” (幻觉和妄想持续至少 1 天，但少于 1 个月)
	C26 = “是” (并非由于其他躯体疾病所致或物质/药物所致)
第 67 页：	C38 = “是” (症状在最近 1 个月内的某段时间出现)
	C42 = “否”
	在记录单诊断总评分表上 F23.8 短暂精神病性障碍的“目前”选项上画圈。

SCID-5-CV 诊断：短暂精神病性障碍

作业病例 5："被监视"

孙先生，44 岁，单身，无业，男性，因为在公寓楼打了一位老年妇女而被警察带到急诊室。他抱怨说："那个该死的女人，她和其余的人因为对我的折磨应该得到更大的惩罚。"

他自 22 岁就一直患病。在法学院第一年期间，他逐渐地变得越来越坚信他的同学们在取笑他。他注意到当他走进教室时，他的同学就哼鼻子、打喷嚏。在曾经与他约过会的女孩与他断绝关系之后，他认为这女孩被一个外表相似的人所"取代"。他报了警，要求他们解决这个"绑架"事件。他在学校的学业成绩明显下降，并被勒令退学和去寻求精神科的治疗。

他在银行找了一个投资顾问的工作，他坚持了 7 个月。然而，他从同事那里收到的干扰"信号"却越来越多，他变得越来越多疑和退缩。就在这段时间，他第一次称听见声音。他最后被解雇了，此后不久，第一次住院了，当时 24 岁。从那以后，他再没工作过。

孙先生住过 12 次院，最长的一次住了 8 个月。然而，在最近 5 年内他仅住了 1 次院，住了 3 个星期。在住院期间，他服用了不同种类的抗精神病药物。尽管给他开了门诊处方药，但是一般在出院之后不久，他就会停止服药。除了与他叔叔每年 2 次的午餐会和与他的精神卫生工作者联系之外，他完全与世隔绝。他自己生活，管理自己的财务，包括一份小额度的遗产。他每天阅读报纸，自己做饭和打扫卫生。

孙先生坚称他的公寓是一个大型通信系统的中心，它包括各大电视网络、他的邻居们以及显然还有他社区里成百上千的"演员"。他的公寓装有秘密的摄像机，仔细地监视他的所有活动。当他看电视时，他的许多小活动（例如，上厕所）很快就由播音员直接评说。当他出门时，那些"演员"都受到警告要继续监视他。孙先生称街上的每个人都在看着他。他说他的邻居操作着两台不同的"机器"。其中一台机器产生他所有的声音，（"小丑"的声音要除外，他不确定谁在控制这个声音，它只是偶尔"造访"他，并且非常滑稽）。他每天都要听到来自这台机器的声音许多次，有时候他认为被他攻击的老年邻居在直接控制这台机器。当他核查他的投资时，来自这台机器的"恼人"的声音就不断地告诉他去买哪只股票。他称另一台机器为"做梦机器"。这台机器将 "黑人女性" 的春梦放入他大脑而控制着他的情欲。

孙先生还描述了其他不寻常的经历。例如，最近他去一家离家 30 千米的鞋店，希望买到一些没有被"改装"的鞋子。然而，他很快就发现，与他买的其他鞋一样，鞋子的底部放了一种特殊的钉子以骚扰他。他很惊讶，他的"骚扰者们"在他本人知道之前肯定就已经知道了关于他要去哪家鞋店的决定，这样他们就有时间专门为他改装鞋子。他意识到为了一直监视他已经是大费周章，花了"数百万元"。他有时候认为所有这一切都是一个大型试验的一部分，旨在发现他"智力超群"的秘密。

检查时，孙先生整洁干净，言语连贯，目标明确。他的情感至多只是略微的迟钝。他最初对被警察带来感到非常愤怒。在几个星期抗精神病药物治疗未能控制住他的精神病性症状之后，他被转介到一家长期住院的机构，计划为他安排一种结构化生活的环境。

“被监视”的 SCID-5-CV 评估

A 模块	条目标签、评估和记录
第 15 页：	A1 = “否”；A2 = “否”；A3 = “是”
第 20 页：	A18 = “否”；A19 = “否”；A20 = “是”
第 25 页：	A38 = “否”
第 34 页：	A71 = “否”
第 44 页：	A111 = “否”；A112 = “否”

B 模块	条目标签、评估和记录
第 48 页：	B1 = “是”
	B2 = “电视评说他的行为；街上的每个人都在看着他”
	B3 = “是”
	B4 = “机器发出的声音骚扰他；鞋子被改装以骚扰他”
第 49 页：	B5 = “是”
	B6 = “花了‘数百万元’；是一个大型试验的一部分，旨在发现他‘智力超群’的秘密”
	B7 = “否”；B9 = “否”；B11 = “否”；B13 = “否”
第 50 页：	B15 = “否”
	B17 = “是”
	B18 = “机器将‘黑人女性’的春梦放入他的大脑而控制着他的情欲”
	B19 = “否”
第 51 页：	B21 = “否”；B23 = “否”；B25 = “否”
第 52 页：	B27 = “是”
	B28 = “每天机器产生恼人的声音”
	B29 = “否”；B31 = “否”；B33 = “否”；B35 = “否”；B37 = “否”
第 53 页：	B39 = “否”；B41 = “否”
第 54 页：	B43 = “否”
第 55 页：	B45 = “否”；B47 = “否”

C 模块	条目标签、评估和记录
第 57 页：	C1 = “是”(曾经出现过精神病性症状)
	C2 = “是”(精神病性症状出现在心境发作以外的时间)
	C3 = “是”(妄想和幻觉同时存在持续至少 1 个月)
第 58 页：	C4 = “是”(从未有过心境发作)
	C5 = “是”(病症持续存在数年)

“被监视”的 SCID-5-CV 评估（续）

C6 = “是”（显著的功能损害）

C7 = “是”（并非由于其他躯体疾病所致或物质/药物所致）

C32 = “是”（症状在最近 1 个月内的某段时间出现）

第 67 页：C42 = “否”

在记录单诊断总评分表上 F20.9 精神分裂症的“目前”选项上画圈。

SCID-5-CV 诊断：精神分裂症

作业病例 6："易怒的商人"

马先生，42 岁，已婚，是一位易怒的商人，他发现在最近两个半月的时间里自己越来越不信任别人，并且怀疑他的商业伙伴，因而被送来接受精神科的服务。他将他们的陈述断章取义，"歪曲"他们说的话，做出含有过分敌意和指责的评论。事实上，他已经丢掉了几单"几乎敲定"的生意。最后，在一个晚上，当听到噪声时，患者不停地大喊大叫，因为噪声让他坚信入侵者要闯入他的房子并杀死他。

一年半以前，该患者被诊断为发作性睡病，因为他每天有不可抗拒的睡眠发作，还有在他情绪激动时突然出现的肌张力丧失发作。他被安排使用苯丙胺类激动剂哌甲酯。之后他没有症状了，能够在一家办公机械的小公司担任销售经理，工作效率高，还能与家人和一小撮朋友一起积极参与社交活动。

在入院之前的 4 个月，由于工作量不断增加，白天无法处理完，他一直在增加所使用的哌甲酯的剂量，以在深夜保持清醒。他报告说，这期间他常觉得心跳加速，静坐困难。

“易怒的商人”的 SCID-5-CV 评估

A 模块	**条目标签、评估和记录**
第 15 页：	A1 = “否”; A2 = “否”; A3 = “是”
第 20 页：	A18 = “否”; A19 = “否”; A20 = “是”
第 25 页：	A38 = “否”
第 34 页：	A71 = “否”
第 44 页：	A111 = “否”; A112 = “否”

B 模块	**条目标签、评估和记录**
第 48 页：	B1 = “是”
	B2 = “他听到噪声，让他确信入侵者要闯入他的房子并杀死他”
	B3 = “是”
	B4 = “他确信入侵者要闯入他的房子并杀死他”
第 49 页：	B5 = “否”; B7 = “否”; B9 = “否”; B11 = “否”; B13 = “否”
第 50 页：	B15 = “否”; B17 = “否”; B19 = “否”
第 51 页：	B21 = “否”; B23 = “否”; B25 = “否”
第 52 页：	B27 = “否” (他听到外面的噪声更可能是误解，而非真正的听幻觉)
	B29 = “否”; B31 = “否”; B33 = “否”; B35 = “否”; B37 = “否”
第 53 页：	B39 = “否”; B41 = “否”
第 54 页：	B43 = “否”
第 55 页：	B45 = “否”; B47 = “否”

C 模块	**条目标签、评估和记录**
第 57 页：	C1 = “是” (曾经出现过精神病性症状)
	C2 = “是” (精神病性症状出现在心境发作以外的时间)
	C3 = “否” (仅有妄想)
第 62 页：	C17 = “是” (妄想持续 2 个月)
	C18 = “是” (不符合精神分裂症的诊断标准 A)
	C19 = “是” (行为没有显著地受损或离奇)
	C20 = “是” (无躁狂或重性抑郁发作)
第 63 页：	C21 = “否” (物质/药物所致)
	C22 = “哌甲酯”
	在记录单诊断总评分表上物质/药物所致的精神病性障碍的“终身”选项上画圈。也应该记录特定物质（哌甲酯）和 ICD-10 诊断编码 F15.5。

SCID-5-CV 诊断：物质/药物所致的精神病性障碍

作业病例 7："坏声音"

郭女士，25 岁，离婚，是一位漂亮的妈妈，有两个孩子，来自湖北武汉。一头红发，嘴唇微翘，风度诱人。郭女士由给她在焦虑障碍诊所治疗的精神科医师转介至精神科门诊。在告诉她的医师她听到有声音让她自杀，并接着向医师保证绝对不会按照声音的指示去做之后，她错过了第二次的预约。她的医师打电话告诉她，如果她不主动到门诊来评估的话，就让警察去找她。

一位资深的精神科医师带着一组精神科住院医师在门诊里对她进行检查，郭女士有时候生气并坚持表示不愿意谈自己的问题，并称精神科医师不会相信她，也不能给她任何帮助。这种态度与娇媚的行为交替出现。

郭女士首次看精神科医师是在 7 年前，生第一个孩子之后。那时，她开始听到声音告诉她，她是一个坏人，应该自杀。她不肯说出声音究竟要她做什么，但据说她在一次自杀未遂中喝了洗甲水。那时候，她在急诊室住了两天，并且服用了一种不知名的据说可以让声音静息下来的药物。出院后她没有回去参加门诊预约，在接下来 7 年内的不同时期仍有间歇性的听幻觉，有时可持续数月。例如，当她在窗户附近时，一个声音会叫她跳出去；当她走近车流时，它会叫她走到汽车前面。

她报告说首次发病后她仍功能良好，通过了大专自学考试，抚养着孩子们。她在一年前离婚，但她拒绝讨论婚姻问题。大约 2 个月前，她开始出现睡眠问题并感到"紧张"。就是在这个时候，她回应了医院心理门诊的一则广告。她接受了评估，服用了利培酮，一种抗精神病药物。她声称声音那时候没有任何改变，只是失眠和焦虑是新出现的。她明确地否认了有抑郁心境或愉悦感缺乏，也没有食欲的改变，但说她更爱哭，更孤独了，反复想到一些"坏事情"，例如，她父亲在她 14 岁时试图强奸她。即使有这些症状，她仍然在一个商店里做销售员，工作量超过一个全职工作者。

郭女士说她没有去心理门诊复诊，是因为利培酮让她感到僵硬和恶心，也没有改善她的症状。她否认想自杀，并将她多么努力地工作来抚养孩子引为证据，证明她不会"那样离开他们"。她不理解她的行为为什么会让她的精神科医师担忧。

郭女士否认喝酒吸毒，各种毒品的毒理学检查均为阴性。体格检查和常规实验室检查也是正常的。在此次检查前的 2 天，她自行停用了利培酮。

随着检查的进行，工作人员对是否让她离开出现了分歧。最后决定让她在医院住一晚，直到第二天会见她妈妈。当告诉她要在医院待上一晚时，她的回答显得愤怒，但又有点含糊其辞："随便。你们迟早得让我出去，但如果我不想说，我就不需要和你们说什么。"那天晚上，护理人员注意到她在流泪，但她说她不知道为什么哭。

第二天早上会见她妈妈的时候，她说她没有发现女儿最近有什么改变。她不认为她女儿会伤害自己，但同意和她一起待一段时间，并且确定她会去复诊。在家庭访谈中，郭女士抱怨她妈妈没有同情心，对她帮助不够。然而，她再次否认抑郁并说她很喜欢她的工作和她的孩子。关于声音，她说随着时间的推移她已经学会不去理它，它们不像最初那么干扰她了。如果治疗师是女性的话，她同意接受门诊治疗。

"坏声音"的 SCID-5-CV 评估

A 模块	**条目标签、评估和记录**
第 15 页:	A1 = "否"; A2 = "否"; A3 = "是"
第 20 页:	A18 = "否"; A19 = "否"; A20 = "是"
第 25 页:	A38 = "否"
第 34 页:	A71 = "否"
第 44 页:	A111 = "否"; A112 = "否"

B 模块	**条目标签、评估和记录**
第 48 页:	B1 = "否"; B3 = "否"
第 49 页:	B5 = "否"; B7 = "否"; B9 = "否"; B11 = "否"; B13 = "否"
第 50 页:	B15 = "否"; B17 = "否"; B19 = "否"
第 51 页:	B21 = "否"; B23 = "否"; B25 = "否"
第 52 页:	B27 = "是"
	B28 = "声音告诉她她是坏人，让她自杀"
	B29 = "否"; B31 = "否"; B33 = "否"; B35 = "否"; B37 = "否"
第 53 页:	B39 = "否"; B41 = "否"
第 54 页:	B43 = "否"
第 55 页:	B45 = "否"; B47 = "否"

C 模块	**条目标签、评估和记录**
第 57 页:	C1 = "是" (曾经出现过精神病性症状)
	C2 = "是" (没有心境发作的记录)
	C3 = "否" (仅有幻觉)
第 62 页:	C17 = "否" (从未有过妄想)
第 63 页:	C24 = "是" (幻觉)
第 64 页:	C25 = "否" (幻觉持续了 1 个月以上)
第 65 页:	C28 = "是" (不完全符合其他精神病性障碍的诊断标准)
	C29 = "是" (导致功能损害)
	C30 = "是" (并非由于其他躯体疾病所致或物质/药物所致)
第 67 页:	C39 = "是"(症状在最近 1 个月内的某段时间出现)
	C42 = "否"
	在记录单诊断总评分表上 F28 其他特定精神分裂症谱系及其他精神病性障碍的"目前"选项上画圈，并记录对主要表现的描述（"持续性听幻觉"）。

SCID-5-CV 诊断：其他特定/未特定精神分裂症谱系及其他精神病性障碍

作业病例 8："大器晚成"

范女士，35 岁，单身，无业，大学文化，由流动危机小组送至急诊室。范女士的妹妹在没有劝服范女士去看门诊精神科医师后，联系了小组。自从她们的父亲 2 年前去世后，妹妹担心范女士越来越古怪的工作模式，还有最近的怪异行为。范女士既往唯一一次接触精神科是在大学时的短程心理治疗。

范女士自从 3 个月前被解雇后就再没有去工作。据她的男朋友和室友讲（他们都与她一起住），她变得特别地关注楼上的邻居。几天前，她无缘无故地用铁器捶他们的前门。她告诉流动危机小组，楼上那家人通过"进入"她的思维，然后给她重复她的想法来骚扰她。危机小组将她带到急诊室以评估"思维被广播"。虽然她否认思维有任何问题，但她承认自从失去工作后就感到"压力很大"，而多一些心理治疗可能对她有用。

从入院记录中读到她如此离奇的症状后，急诊室精神科医师看到这位沉着、自在并且有魅力的女士时感到很惊讶，她穿着时髦，看上去完全正常。她彬彬有礼地向他们微笑问候，即便有点肤浅。她与医生交谈时带着一种漫不经心的尊敬。当被问到她为什么会在这里的时候，她胆怯地耸了肩，回答说："我正想从你这找到答案！"

范女士曾经当过秘书，并且将她的失业归咎于经济不景气。她说因为失业她"压力特别大"。她否认最近有心境紊乱，对所有关于精神病性症状的问题均回答为"否"，会用礼貌而疑惑的笑声打断每次的提问。因为怀疑危机小组评估的是另外一个病人，检查者带着一些歉意问她是否曾经怀疑人们能够读出她的思想。她回答说："哦，是的，这时时刻刻都会发生。"然后她进行了具体的描述：有一次，她站在厨房里默默地计划着晚餐，过了一会，就听见有人在下方的街道朗读整个菜单的声音。她对这种体验的真实性深信不疑，她通过窗户往外看，观察到他们正在大声地说出她的思想，从而验证了她的这个信念。

相比人们"进入"她的思想，范女士更为她对整个过程的控制无能为力而感到沮丧。她认为大多数人在儿童期就形成了心灵感应的能力，而她是"大器晚成"，刚刚注意到自己的能力，现在被它们弄得不堪重负。最让她苦恼的是楼上邻居，他们不仅复述她的思想，而且还通过他们贬低且批评的评论大肆攻击她，例如，"你不好"和"你得离开"。他们不分昼夜，无时无刻不在残忍地入侵她的思想。

她坚信唯一的解决办法是搬家。当被问及她是否考虑过其他的可能时，她不情愿地承认她曾经对男朋友说过，雇用杀手去"威胁"他们，或者，如果有必要的话，"清除"这对夫妇。她希望她能放过他们的两个孩子，她认为这两个孩子没有参与到她"思维防线"的入侵。关心孩子是她对症状的严重性所展示的唯一自知力。不过，她的确同意自愿住院。

“大器晚成”的 SCID-5-CV 评估

A 模块	条目标签、评估和记录
第 15 页：	A1 = “否”；A2 = “否”；A3 = “是”
第 20 页：	A18 = “否”；A19 = “否”；A20 = “是”
第 25 页：	A38 = “否”
第 34 页：	A71 = “否”
第 44 页：	A111 = “否”；A112 = “否”

B 模块	条目标签、评估和记录
第 48 页：	B1 = “是”
	B2 = “观察到街上的人们正在大声地说出她的思想”
	B3 = “是”
	B4 = “邻居正在‘骚扰’她”
第 49 页：	B5 = “否”（她的“心灵感应能力”在内容上没有夸大）
	B7 = “否”；B9 = “否”；B11 = “否”；B13 = “否”
第 50 页：	B15 = “否”；B17 = “否”；B19 = “否”
第 51 页：	B21 = “否”；B23 = “否”
	B25 = “是”
	B26 = “人们可以读出她的想法”
第 52 页：	B27 = “是”
	B28 = “听见有人在下方的街道朗读整个菜单的声音；楼上邻居通过他们贬低且批评的评论大肆攻击她，例如，‘你不好’和‘你得离开’”
	B29 = “否”；B31 = “否”；B33 = “否”；B35 = “否”；B37 = “否”
第 53 页：	B39 = “否”；B41 = “否”
第 54 页：	B43 = “否”
第 55 页：	B45 = “否”；B47 = “否”

C 模块	条目标签、评估和记录
第 57 页：	C1 = “是”（曾经出现过精神病性症状）
	C2 = “是”（无心境发作）
	C3 = “是”（妄想和幻觉同时存在持续至少 1 个月）
第 58 页：	C4 = “是”（从未有过心境发作）
	C5 = “否”（精神病性症状只有 3 个月）
第 60 页：	C9 = “是”（症状持续 1 个月以上，但不足 6 个月）
	C10 = “是”（并非由于其他躯体疾病所致或物质/药物所致）

“大器晚成”的 SCID-5-CV 评估（续）

	C33= “是” (症状在最近 1 个月内的某段时间出现)
第 67 页:	C42 = “否”
	在记录单诊断总评分表上 F20.8 精神分裂样障碍的“目前”选项上画圈。

SCID-5-CV 诊断：精神分裂样障碍

作业病例 9："雷达信息"

杜女士，24 岁，单身，文字编辑，最近从上海搬到北京，来看精神科是为了帮助她继续情感稳定剂——锂盐的治疗。她描述在 3 年前，她是一名优秀的大四学生，学业有成，而且有一大群朋友。在第二学期一段平平淡淡的时期里（2016 年 4 月），她开始感到抑郁；感觉缺乏食欲，体重下降了约 10 斤；入睡困难并且醒得很早；严重疲乏无力，觉得没有价值，要把注意力放在学习上特别困难。

这些问题持续大约 2 个月后，它们似乎消失了，但她那时候开始感到越来越精力充沛，晚上只需要睡 2—3 个小时，感到自己的思维在"飞奔"。她开始在事物中看到象征性的意义，尤其性的含义，并开始认为电视节目中一些没有恶意的评价在针对她。在接下来的 1 个月，她变得越来越欣快、易激惹和健谈。她开始相信自己头部有一个洞，雷达信息通过这个洞被传送给她。这些信息可以控制她的思维，使她产生愤怒、悲伤之类的情绪，那是她无法控制的。她还相信周围的人可以读出她的思想，而来自周围人的外来思想正在通过雷达侵入她自己的脑中。她说听见声音，有时以第三人称的身份谈论她，有时又命令她做出各种行为，特别是性行为。

担心杜女士异常的行为，她的朋友们便将她带到了精神科门诊，经过评估后，住入了精神科病房。观察了 1 天后，杜女士开始服用抗精神病药物：奥氮平和碳酸锂。大约过了 3 个星期，她入院时的症状得到相当迅速的缓解。奥氮平逐渐减量，而后停用了。此后，她单独服用碳酸锂维持。经过 6 个星期的住院治疗，在她出院时，她已经完全没有入院时的精神症状了。然而，主管医师注意到她有轻度的嗜睡，晚上要睡大约 10 个小时；食欲丧失；感觉有些"迟钝"，这在早晨更重。出院后，她与朋友一起住。

出院后大约 8 个月，精神病院门诊的精神科医师让她停止服用碳酸锂。接下来的几个月她感觉相当不错，但是之后，类似那些让她住院的精神症状开始逐渐地又出现了。症状加重，2 个星期后，她再次住院，症状与她第一次入院时几乎一模一样。

杜女士在几天里就对奥氮平和碳酸锂治疗有反应；再一次，逐渐停用了奥氮平，单独服用碳酸锂。和第一次住院一样，在 1 年多以前出院时，她再次出现嗜睡，食欲丧失，和"迟钝"的感觉。在最近 1 年内，她一直服用锂盐，症状已经消失，功能完好，找了一份出版工作，最近搬到北京以发展自己的事业。

杜女士的父亲，在他 40 岁时，有过一次严重的抑郁发作，以嗜睡、厌食、严重的精神运动迟滞和自杀观念为特征。她奶奶在似乎也是抑郁发作的期间自杀了。

“雷达信息”的 SCID-5-CV 评估

A 模块	条目标签、评估和记录
第 15 页：	A1 = “否”; A2 = “否”; A3 = “是”
第 20 页：	A18 = “是” (3 年前，开始感到抑郁)
	A19 = “否”
	A20 = “否”
第 21 页：	A21 = “是” (食欲丧失；体重下降 10 斤)
	A22= “是” (入睡困难；醒得很早)
	A23 = “否”
第 22 页：	A24 = “是” (严重疲乏无力)
	A25 = “是” (无价值感)
	A26 = “是” (注意力集中困难)
	A27 = “否” (自杀观念)
	A28 = “是” (符合既往重性抑郁发作的诊断标准 A)
第 23 页：	A30 = “是” (有临床意义)
第 24 页：	A32 = “是” (并非由于其他躯体疾病所致或物质/药物所致)
	A35 = “2016”; A36 = “04” (起病的年月)
	A37 = “01” (发作次数)
第 25 页：	A38 = “否” (目前无欣快或易激惹的心境)
第 34 页：	A71 = “是” (3 年前，变得越来越欣快和易激惹)
第 35 页：	A72 = “是” (住院了)
	A73 = “否”
	A74 = “是” (晚上只需要睡 2—3 个小时)
	A75 = “是” (健谈)
	A76 = “是” (开始感到自己的思维在“飞奔”)
	A77 = “否”
第 36 页：	A78 = “否”
	A79 = “否”
	A80 = “是” (3 个症状编码为“是”)
第 37 页：	A82 = “是” (住院了)
第 38 页：	A84 = “是” (并非由于其他躯体疾病所致或物质/药物所致)
	A87 = “2016”
	A88 = “06”
	A89 = “02”

"雷达信息"的 SCID-5-CV 评估（续）

B 模块	**条目标签、评估和记录**
第 48 页：	B1 = "是"
	B2 = "电视节目中一些没有恶意的评价在针对她"
	B3 = "否" (不确定雷达信息有无恶意)
第 49 页：	B5 = "否"
	B7 = "是"
	B8 = "她头部有一个洞"
	B9 = "否"; B11 = "否"; B13 = "否"
第 50 页：	B15 = "否"
	B17 = "是"
	B18 = "雷达信号能控制她的思维"
	B19 = "是"
	B20 = "来自周围人的外来思想正在通过雷达侵入"
第 51 页：	B21 = "否"; B23 = "否"
	B25 = "是"
	B26= "相信周围的人可以读出她的思想"
第 52 页：	B27 = "是"
	B28 = "听见声音"
	B29 = "否"; B31 = "否"; B33 = "否"; B35 = "否"; B37 = "否"
第 53 页：	B39 = "否"; B41 = "否"
第 54 页：	B43 = "否"
第 55 页：	B45 = "否"; B47 = "否"

C 模块	**条目标签、评估和记录**
第 57 页：	C1 = "是" (曾经出现过精神病性症状)
	C2 = "否" (精神病性症状仅在躁狂发作期间出现)

D 模块	**条目标签、评估和记录**
第 69 页：	D1 = "是"
	D2 = "是" (躁狂发作)
	D3 = "是" (不能用精神病性障碍来解释)
	D4 = "1" (最近发作为躁狂)
第 74 页：	D21 = "21"
	D22 = "否" (在最近 2 个月内没有症状)
	D23 = "2"
	在记录单诊断总评分表上 F31.7 双相 I 型障碍，最近躁狂发作，完全缓解的"既往"选项上画圈。

SCID-5-CV 诊断：双相 I 型障碍，最近躁狂发作，完全缓解

附录 C: 增补评定量表使用指南

我们在记录单中添加了一些与临床实践密切相关但不属于 SCID-5-CV 的内容: (1) 最近 1 个月社会功能的评估; (2) 最近 1 个月生活质量评定表; (3) 精神病家族史评定表; (4) 求医方式评定表。检查者可以根据自己的需要, 有选择性地使用上述内容。

(1) 最近 1 个月社会功能的评估

这个量表分为两个部分: 最近 1 个月精神症状对社会功能的影响程度, 以及最近 1 个月社会和职业功能评定量表。第一部分记录受访者本人/家属认为在最近 1 个月内受访者已确认的心理或精神问题对其社会功能的不同方面的影响程度。在这个表中, 我们仅仅考虑心理或精神问题给受访者的社会功能带来的影响, 且应该只考虑受访者出现精神症状前后功能水平的变化, 不考虑受访者的年龄、文化程度、躯体疾病或躯体残疾等情况造成的影响。影响程度分为 5 个等级, 包括 0=无影响, 1=小, 2=中, 3=大, 4=巨大。由于受访者可能不会承认或意识不到心理或精神问题对其产生的影响, 所以同时要求检查者根据观察和其他信息来源对影响程度另外单独做出评估。如果受访者不能理解这些问题, 那么应该按照家属或其他知情人的回答进行记录。在一些情况下, 受访者和家属的回答可能不一致, 此时应该按照家属的观点进行记录。如果受访者没有罹患任何精神障碍或者否认有任何心理或精神问题, 那么应该只提问 "在最近 1 个月内心理或精神问题" 是否对其造成影响; 如果受访者承认有精神症状, 检查者则需在询问 "在最近 1 个月内心理或精神问题" 是否对其造成影响的同时列举已承认的症状。要保证受访者清楚这些问题所询问的时间范围是在最近 1 个月内, 而不是症状最严重的时间段; 但是如果在最近 1 个月内症状对社会功能的影响程度有波动, 那么应该按照最近 1 个月影响程度最严重的时间段进行评估。

第二部分来自 SCID-5-RV 的总评分表:《社会和职业功能评定量表》 (Social and Occupational Functioning Assessment Scale, SOFAS)。在评估这一部分时, 检查者主要根据自己的观察和其他信息来源来打分, 若有必要, 可以对受访者或其他知情人补充提问。与第一部分不同, 这部分的设计是在 100 分的范围中, 以 10 分为单位, 从功能良好到功能严重受损连续且整体的评估社会和职业功能, 并且在这部分检查者只客观评估个体的功能水平, 不必考虑个体功能水平的下降是哪种因素导致的, 即精神症状、文化程度、年龄、躯体疾病等情况导致的功能水平下降都算。在 SCID-5-CV 中, 《社会和职业功能评定量表》用于最近 1 个月的功能评估 (即在评估时的功能水平), 但若有特殊需要, 也可用于其他时间段的功能评估。

(2) 最近 1 个月生活质量评定表

这个量表分别记录受访者对最近 1 个月 6 个生活质量问题的回答, 以及检查者通过观察或其他信息来源对这 6 个问题做出的评估。当受访者和其家属的回答不一致时, 检查者要记录受访者本人的回答; 只有当受访者不理解检查者的提问时, 检查者可以按照家属的回答进行记录。

提问之前, 应该向受访者讲清楚回答的 5 个等级（非常好、好、一般、差、非常差）, 他们才可以提供准确的回答。如果受访者难以掌握这 5 个等级, 总是使用自己的话来回答, 检查者不要自己判断其等级, 要进一步询问受访者。例如, 受访者说某一种情况 "不好", 检查者可追问: "您这样不好的情况是非常差、差还是一般?"

检查者要明确分开这 6 个方面的情况，不要随便给 6 个问题同样的答案。另外，也希望受访者很清楚知道这些问题的时间范围，就是说要知道是最近一个月内的情况，更久的情况不要考虑。若生活质量在最近 1 个月内有波动，应让受访者根据最近 1 个月内最差的情况给出答案。

第 4 项询问的是受访者工作学习的情况，如果受访者是退休人员或者家庭妇女，应该按照他们日常所从事活动的状况进行评估。如果受访者应该工作，因为疾病或下岗等原因而不能工作，应该由受访者/家属根据其当下工作状态（即不工作）的满意度进行评估。

(3) 精神病家族史评定表

家族史要调查的是受访者任何有血缘关系的健在或者去世亲属中是否任何时候因任何精神或心理方面的问题看过病、寻求过其他帮助或 1 个月以上无法履行日常职责。如果没有符合这样条件的亲属，Y24 圈“否”，直接跳至记录单的第 20 页。如果有这样的亲属，要圈“是”，并且在下面的表格 (a) 列中首先列出所有这样亲属与受访者关系的名称，然后对每一个亲属逐行询问 (b) 至 (f) 列的所有信息。国内仍然有许多存在明显精神问题的人没有接受过规范的精神科治疗，因此，为判断受访者有无阳性家族史，我们也考虑没有接受过治疗但精神问题严重到有突出的社会功能损害超过 1 个月的亲属。检查者可以通过补充询问亲属的症状表现和治疗药物，获得足够的信息进行判断，以帮助填写该表格。

(a) 列：填写亲属与受访者关系的名称。

(b) 列：参考表格下面的“(b 列的编码) 与受访者关系的编码”填写。

(c) 列：填写其他人对受访者亲属精神障碍的诊断或者解释。

(d) 列：填写受访者亲属是否因为精神障碍住过医院。

(e) 列：参考表格下面的“(e 列的编码) 疾病诊断名称编码”填写。

(f) 列：检查者对受访者亲属的诊断 (e 列的诊断) 的把握程度。

(4) 求医方式评定表

不论受访者是否存在精神障碍，均需按照以下使用说明询问“求医方式评定表”。下面的使用说明中，方框内是检查者需要使用的提问方法，但如果提问后受访者不能理解，检查者可以补充解释。

如果受访者现在或既往存在任何精神心理问题，要问：

> **为了解决这个问题 (SCID 访谈中受访者存在的任何精神心理问题)，人们往往会选择各种方法，现在我想请您谈谈解决这个问题的几种不同的方法。**

如果受访者任何时候都不存在任何精神心理问题，要问：

> **为了解决上述探讨的精神心理问题，人们往往会选择各种方法，现在我想请您谈谈您是如何看待解决这些问题的几种方法的。**

记录单第 20 页印有可能求助的人或地方的表格，将另一张相同的表给受访者以方便其理解问题。在填表过程中，将任何需要描述的内容填在表格底部的备注栏中。填写备注时要标明项目的行列号，如第 4 行第 5 列，则写 04(5)。

(1) 栏：态度

> **下面我给您提一些人们出现精神心理问题时可能会求助的人或地方，请您告诉我您是否在任何时候求助过他们，您认为他们能提供的帮助对这类问题会不会有效：**
>
> **① 为了解决这类问题您是否求助过亲戚？您认为亲戚的帮助对这类问题不会有效，可能有效，还是肯定有效？**
>
> **② 您是否求助过同事、朋友或邻居？您认为同事、朋友或邻居的帮助对这类问题不会有效，可能有效，还是肯定有效？**
>
> ③ ……

请一个一个提问，并按受访者对每一个求助的方法的态度在第（1）栏按如下的编号填写。对每一个受访者求助过的方法的项目，检查者要在自己手中的表和受访者手中的表上画圈。如果使用的方法不能划分到本表的某一项目，请在“其他”处描述。如果受访者通过个人关系到某一位医生的家里求助或要医生到自己家里看病，这样求助的方法应该变为“02”(同事、邻居)，除非医生给他开药或收费(如开药或收费要按医生的种类给相应编码)。如果受访者检查当时刚刚入院第一次（或刚刚来门诊一次)，本次来院（或来门诊）也应算被求助过的地方之一。

0 = 没用过，并认为不会有效	3 = 用过，但认为不会有效	8 = 其他（需描述）
1 = 没用过，但认为可能会有效	4 = 用过，认为可能会有效	
2 = 没用过，但认为肯定会有效	5 = 用过，认为肯定会有效	

注：① 在询问求助的人或地方时，一定要明确是因为这类心理问题到哪个地方或哪个人那里去咨询或求助的，例如，向亲戚、同事、朋友或邻居求助指咨询怎么理解或解决心理问题，因心理问题借钱或请其在路途陪送则不算；向社区药房的求助，是指受访者因自己的心理问题到社区药房进行咨询、求助，若仅仅是到药房买药则不算。

② 如果检查对象和家属对某种求助方式效果的看法有差异，需按照受访者的看法评估。

③ 对使用过的方法 [即第（1）栏填为“3”“4”或“5”者]，要填如下问题；对其他没用过的方法，第（2）栏至第（14）栏要放空。若没有使用任何方法 [第（1）栏全填“0”“1”或“2”]，在问完第（1）栏就可以结束整个表的询问。

④ 如需要继续询问第（2）栏至第（14）栏的内容，应请受访者看他手中那张画过圈的求医方式评定表，让受访者注意所有画圈的求助过的人或地方，然后询问有关求助过地方的先后顺序的问题。

(2) (3) 栏：次序；首次看的年月

> **我现在想了解在您刚刚提出的求助过的人或地方中您求助的先后顺序是怎么样的？**
>
> **就是说在这些人和地方中**（指着）**您最先求助的是哪一个？那是哪年哪月？**
>
> **哪一个为第二个求助过的？那是哪一年哪一月？……**

“次序”是指在整个病程中所有采用过的求助方式的先后顺序。如果某种方式使用过几次，应以首次采用的时间来决定其顺序。第（2）栏须用两位数的号码填写。所有的使用过的方法[第（1）栏填为“3”“4”或“5”者]应在第（2）栏按他们的顺序填 01、02、03……；同时也要在第（3）栏填上每一个求助过的方法最早使用的年月。如果受访者不太清楚其时间，要让他尽量地估计，然后检查者应该判断确切的时间并填写相应的时间。

收集第（4）至（13）栏资料的措施

第（4）至（13）栏的资料应对每一个用过的求医方式分别逐栏依次询问，并在表上填写。询问的时候要受访者看手中画圈的求医方式的这张表，提一个特殊的求助方法时，用笔指出这个方法。首先对首次使用的求助方法问完第（4）至（13）栏的有关问题，然后对第二种使用的方法提问第（4）至（13）栏的有关问题，以此类推。

(4) (5) (6) 栏：地方、次数、最近半年次数

首先我要谈这个（指出一个特殊的方法）**方法。**
（如果求助的方法是一个人）**从您的问题开始以来，您找过多少不同的这样的人？**
求助这种人的总次数是多少？
最近半年求助的次数是多少？
（如果求助的方法是一个地方）**从您的问题开始以来，您找过多少不同的这样的地方？**
求助这种地方的总次数是多少？
最近半年求助的次数是多少？

第（4）栏的“地方”有两种含义：当求助对象是人（求助方式的编码为 01—06）时，是指受访者求助过不同的这类人员的个数；当求助对象是地方或其他对象（编码为 07—88）时，是指受访者求助过不同的这类地方的数目。要填写他求助过几个不同的人或地方。如果他仅求助过一个人或一个地方，要填“01”。

第（5）栏的“次数”是指寻求同一种求助方式的总数；如在同一种求助方法中，求助过几个人或几个地方，要累计总次数（每次住院算一次；如门诊直接收治住院算一次；同一个人或地方在一天内只能计一次）。该栏须用两位数的号码填写；所以使用过三次要填写“03”等。如果回答者记不清，要求尽量估计一下次数。如果完全没有资料可估计，要求填“99”。如果求助的次数超过 100 次，要填写“98”，并在表格底部备注处写出确切的数字。

第（6）栏的“最近半年次数”是指最近半年中寻求各种方式的次数；如果在半年里在同一种求助方法中求助过几个人或几个地方，要累计总次数。如果最近半年没有使用过该方法，要填写“00”。

(7) (8) 栏：介绍人和决定人

第一次使用该方法时主要是谁介绍和提醒的？
当时主要是谁决定去？

第（7）栏的“介绍人”是指首先采用某种求助方式的主要的介绍（提醒）者。

第（8）栏的“决定人”是指首次采用某种方式的最终决定者。

介绍人和决定人请按这个人和受访者的关系的如下相应编码填写：
（注意：编码是按介绍人或决定人与受访者的关系。）

01=受访者本人	12=哥哥	20=单位领导	30=西医	40=报纸、杂志
05=继父	13=弟弟	21=同事	31=中医	41=电视
06=继母	14=姐姐	22=老师	32=巫医	42=广播电台
07=配偶的父亲	15=妹妹	23=同学	33=气功	88=其他(需描述)
08=配偶的母亲	16=儿子	24=朋友	34=宗教人员	
10=父亲	17=女儿	25=邻居	35=精神科医生	
11=母亲	18=配偶	26=公安		
	19=其他亲属(需描述)	27=司法部门		
		28=居委会/村委会/街道办		

(9) 栏：路途时间

(如果在这种求助的方法中，仅求助过一个人或一个地方)

您求助这个人或这个地方时去时路上花去多少时间？（如果不确切）**大概是多少分钟？**

(如果这种求助方法中，求助过几个不同的人或不同的地方)

在这些人或地方中，路程最长的是哪一个？

您求助这个人或地方时去时路上花去多少时间？（如果不确切）**大概是多少分钟？**

“路途时间”是指为寻求某种治疗方式而花费的单程时间（按分钟算）。如果在某一个求助的方法中，用过几个不同的人或地方，要以路途时间最长者为准。如果每去一个地方，路上花的时间不同，要以平均时间为准。该栏须用四位数填写，例如，花 5 分钟应填“0005”；花半个小时应填“0030”；花 5 个小时应填“0300”；花 30 个小时则填“1800”。如果求助的人与受访者同住，要填“0001”。若通过报纸、杂志、网络或电话进行咨询，该项也应填“0001”。任何情况下不得填写“0000”。

(10) 栏：解释方式

您求助这种人或这种地方时他们是怎样解释您的问题的？他们提供了什么诊断？

(如果受访者说没有什么诊断或解释) **他们说您的问题是由什么原因导致的？**

(如果仍不清楚或不能划分) **具体他是怎么跟您讲这个问题的？**

(如果诊治者提几种解释方法) **在他给您的几个解释中，您认为最重要的是哪一个？**

“解释方式”是指某种求助方式中回答者认为诊治者提供的最终诊断意见或者解释方式，如果诊治者仅仅提供一个意见，这个就算最终意见。应据回答者的说法在表格上填写如下相应的编码。通常，受访者会说诊治者没有提供什么解释或受访者谈的解释难以按下边的解释方式划分。在这种情况下，要进一步提问，一直到您肯定诊治者确实没有提供任何解释（填“63”），或能按如下的解释方式划分。如果在某一种求助的方法中求助过几个人或几个地方，或求助一个人或一个地方好几次，要收集所有的这些人或地方提供过的解释方式，然后按受访者认为哪一种最重要而填写编码。在有几种解释方式的情况下，检查者不要给任何暗示，应该按受访者的看法来决定哪一种最重要。检查者要严格避免使用自己的想法决定哪一种解释方式最重要。如果受访者提供“其他”类型的解释，要决定该种解释应该划分到哪一种问题（躯体、人际关系等）填写相应的编码，并在表格底部备注处详细描述。

A．躯体问题导致的	B．人际关系的问题所致	C．神仙类的问题所致
01=颅内疾病 02=感染细菌 03=体质寒热／虚弱 04=其他的躯体疾病（需描述） 05=身体／生理缺陷问题 06=身体劳累 07=大脑损伤 08=月经、白带 09=饮食问题 10=其他的躯体问题（需描述）	11=失恋／恋爱矛盾 12=与配偶的矛盾 13=与配偶亲属的矛盾 14=与其他亲属的矛盾 15=与他人人际关系紧张／压力 16=其他人际关系问题（需描述）	17=前世的报应 18=命运 19=魔鬼的附体 20=风水地理 21=宗教原因 22=现世的报应 23=其他神仙类问题（需描述）
D．社会环境问题所致	**E．受访者本人的特征所致**	**F．精神或神经障碍**
24=工作压力 25=学习压力 26=经济问题 27=受刺激 28=亲人生病／死亡 29=父母教育方式不当 30=受访者的亲属之间不和 31=社会环境 32=政治因素 33=文化影响（书籍、电影等） 34=其他社会因素（需描述）	35=遗传原因 36=文化程度低 37=性格问题 38=烟酒 39=遗精、手淫 40=思虑过度 41=心理问题 42=其他的特征（需描述） **G．其他** 81=气候变化 82=被人陷害 83=用错了药 84=气功 85=其他（需描述）	50=精神分裂症 51=心境障碍 52=神经衰弱 53=神经症 54=精神发育迟滞 55=癫痫及癫痫所致的精神障碍 56=人格障碍 57=其他精神障碍（需描述） 60=诊治者说没有任何问题 61=诊治者说这些问题没什么原因 62=诊治者说不知是什原因导致 63=诊治者没有提供任何解释方法 64=受访者不知道诊治者提的解释，因为他当时不在场

(11) 栏：处理方法

> **您求助这种人或地方时，他们提供了哪些处理您问题的方法？**
> **他们是否也建议您使用其他的处理方法，但您始终没有采用？**
> (如果仍不清楚或不能划分)
> **他用什么具体的方法或建议您应该用什么方法解决或减轻您的问题？**
> **在这些处理方法当中，您认为哪一个方法能给您最大的帮助？哪一个方法其次？第三呢？**

“处理方法”是指某种求助方式中提供的治疗和检查方法。应根据回答者对提供过的处理方法的重要性顺序的看法，按如下相应编码填写 A、B、C 栏。有时，诊治者提供的处理方法是去另外一个场所求助，在这种情况下应该用该表的每一个求助的方法的相应编码填写（01=亲戚，02=同事、朋友、邻居……20=庙宇）；如果无法做到具体分类，可以填写“51”“52”或“53”。填写处理方法的编码时要用三位数，后面的两位要按如下方框内的编码填写，而前面的第一位要填“1”或“2”：如果诊治者提供的处理方法确实被使用，第一位填“1”，如果诊治者提供的方法没有被使用，第一位要填“2”。有时受访者会说诊治者没有提供什么处理方法，或者受访者谈的处理方法不好按如下的处理方法划分，在这种情况下，要进一步提问，一直到您肯定诊治者确实没有提供任何处理方法（填“777”）。或能按如下的处理方法划分，有时受访者把一个检查的方法变为“处理”的一个方法（即可以治病的一个方法）；在这样的情况下，检查的方法还应该算处理的方法，并应该用相应的编码填写。(如果受访者并不认为检查的方法是处理疾病的方法，就不应该算。）如果仅仅有 1 个或 2 个处理方法，要在剩下的栏目填“999”，但检查者应该详细提问了解所有被使用的处理方法，别轻易填写 B、C 栏为“999”。如果使用 4 个以上的方法，只需填写 3 个主要的方法。如果在某一种求助的方法中，求助过几个人或几个地方或求助一个人或一个地方好几次，要收集所有的这些人或地方提供的处理方法，然后按受访者认为其重要性的顺序而填写 A、B、C 栏。在有几种处理方法的情况下，决定其重要性的顺序时，检查者不要给任何暗示，应该按受访者的看法来决定重要性的顺序。检查者要严格避免使用他自己的想法，决定这些处理方法中重要性的顺序。如果受访者提供“其他”类型的处理方法，要在表格底部备注处详细描述。

31=西药片	37=推拿	43=其他迷信仪式	49=脑电图	61=送到精神科机构
32=注射	38=符水	44=手术	50=CT 和 MRI 检查	62=送到其他医疗机构
33=中药	39=气功	45=心理治疗	51=X 线检查	63=送到非医疗机构或个人（需描述）
34=补药	40=辟谷	46=谈心／开导	52=体检	
35=膏药	41=驱鬼	47=抽血检查	53=其他化验检查	66=其他（需描述）
36=针灸、火罐	42=放血	48=心电图		
777=诊治者没有提供任何处理方法			888=受访者不知道诊治者提供什么样的处理方法，因为当时他不在场	

(12) 栏：花费

从您第一次使用这种方法到现在，包括路费、住宿费、药费、检查费等，一共花了多少钱？包括报销及不报销的费用。

“花费”是指为寻求某种治疗而花去的全部费用，包括路费、住宿费、药费、检查费等，不论是否能够报销。如果某一种求助方法求助过几次或几个不同的人或地方，填写的花费应累加起来。如家里不能精确计算全部费用，要求尽量估计。如果完全不知道支付的费用，要填“999999”，但要尽量避免使用该编码。该项按 6 位数号码来填写，例如，花 17 元钱要填“000017”；花 352 元钱要填“000352”。

(13) 栏：满意程度

总的来讲，您目前对这种求助的方法的满意程度怎么样，是非常满意、满意、一般、不满意或非常不满意？

“满意程度”是指回答者对某种求助方式的满意程度。不论受访者目前是否仍在使用该方法，要按受访者目前对其方法的满意程度的如下相应编码填写：1=非常不满意，2=不满意，3=一般，4=满意，5=非常满意。

(14) 栏：重要性

谈完所有的被求助过的方法的第（4）—（13）栏的资料后，要受访者再次看手中表上被画圈的求助方法，并要他考虑这些方法的相对重要性。

在您求助过的这些人和地方中，请按您目前认为他们对您的帮助，从最大的帮助到最小的帮助排列。

“重要性”是指所有使用的求助方式中，受访者认为所提供帮助的大小。首先给每一个求助方式一个相应的秩次（即 01，02，03……）；如果两个或更多的求助方式的重要性相等，应该给所有的这些求助方式一样的秩次，即这些求助方式中最低的秩次，其余的不变。例如，一共有 6 种求助方式，回答者知道第一重要和第二重要的求助方式是哪两个，后面的三种求助方式回答者认为其重要性相等，并且最后一个求助方式的重要性最小；那么第一和第二前两种求助方式的秩次为“01”和“02”，后三种求助方式的秩次都为“03”，最后一种求助方式的秩次为“06”。

附录 D: SCID-5 诊断专用术语中英文对照

Adult Attendtion-deficit/hyperactivity Disorder	成人注意缺陷/多动障碍
Acute Stress Disorder	急性应激障碍
Adjustment Disorder	适应障碍
Agoraphobia Disorder	广场恐惧症
Alcohol Use Disorder	酒精使用障碍
Anorexia Nervosa	神经性厌食
Anxiety Disorder Due to Another Medical Condition	由于其他躯体疾病所致的焦虑障碍
Anxiety Disorders	焦虑障碍
Avoidant/Restrictive Food Intake Disorder	回避性/限制性摄食障碍
Bing Eating Disorder	暴食障碍
Bipolar and Related Disorders	双相及相关障碍
Bipolar and Related Disorders Due to Another Medical Condition	由于其他躯体疾病所致的双相及相关障碍
Bipolar Ⅰ Disorder	双相Ⅰ型障碍
Bipolar Ⅱ Disorder	双相Ⅱ型障碍
Body Dysmorphic Disorder	躯体变形障碍
Brief Psychotic Disorder	短暂精神病性障碍
Bulimia Nervosa	神经性贪食
Cannabis Use Disorder	大麻使用障碍
Cyclothymic Disorder	环性心境障碍
Delusional Disorder	妄想障碍
Depressive Disorder Due to Another Medical Condition	由于其他躯体疾病所致的抑郁障碍
Depressive Disorder	抑郁障碍
Excoriation (Skin-Picking) Disorder	抓痕（皮肤搔抓）障碍
Externalizing Disorder	外化障碍
Feeding and Eating Disorders	喂食及进食障碍
Gambling Disorder	赌博障碍
Generalized Anxiety Disorder	广泛性焦虑障碍

Hoarding Disorder	囤积障碍
Hypersomnolence Disorder	嗜睡障碍
Illiness Anxiety Disorder	疾病焦虑障碍
Inhalants Use Disorder	吸入剂使用障碍
Insomnia Disorder	失眠障碍
Intermitent Explosive Disorder	间歇性爆发性障碍
Major Depressive Disorder	重性抑郁障碍
Obsessive-Compulsive and Related Disorders	强迫及相关障碍
Obsessive-Compulsive Disorder	强迫症
Obsessive-Compulsive and Related Disorders Due to Another Medical Condition	由于其他躯体疾病所致的强迫及相关障碍
Opioids Use Disorder	阿片类物质使用障碍
Other Hallucinogens Use Disorder	其他致幻剂使用障碍
Other Specified Anxiety Disorder	其他特定焦虑障碍
Other Specified Depressive Disorder	其他特定抑郁障碍
Other Specified Feeding or Eating Disorder	其他特定喂食或进食障碍
Other Specified Obsessive Compulsive and Related Disorder	其他特定强迫及相关障碍
Other Specified Psychotic Disorder	其他特定精神病性障碍
Other Specified Trauma- and Stress-Related Disorder	其他特定创伤及应激相关障碍
Other Speficied and Related Bipolar Disorer	其他特定双相及相关障碍
Other/Unknown Substance Use Disorder	其他/未知物质使用障碍
Panic Disorder	惊恐障碍
PCP Use Disorder	苯环利定及相关物质使用障碍
Persistent Depressive Disorder	持续性抑郁障碍
Posttraumatic Stress Disorder	创伤后应激障碍
Premenstrual Dyspohoric Disorder	经前期烦躁障碍
Psychotic Disorder Due to Another Medical Condition	由于其他躯体疾病所致的精神病性障碍
Schizoaffective Disorer	分裂情感性障碍
Schizophrenia	精神分裂症
Schizophrenia and Other Psychotic Disorders	精神分裂症及其他精神病性障碍

Schizophreniform Disorder	精神分裂样障碍
Sedative-Hypnotic-Anxiolytic Use Disorder	镇静剂、催眠药或抗焦虑药使用障碍
Sleep-Wake Disorders	睡眠-觉醒障碍
Social Anxiety Disorder (Social Phobia)	社交焦虑障碍（社交恐惧症）
Somatic Symptom and Related Disorders	躯体症状及相关障碍
Somatic Symptom Disorder	躯体症状障碍
Specific Phobia	特定恐惧症
Speparation Anxiety Disorder	分离焦虑障碍
Stimulants/Cocaine Use Disorder	兴奋剂/可卡因使用障碍
Substance Use Disorders	物质使用障碍
Substance/Medication-Induced Anxiety Disorder	物质/药物所致的焦虑障碍
Substance/Medication-Induced Bipolar and Related Disorder	物质/药物所致的双相及相关障碍
Substance/Medication-Induced Depressive Disorder	物质/药物所致的抑郁障碍
Substance/Medication-Induced Obsessive-Compulsive Disorder	物质/药物所致的强迫及相关障碍
Substance/Medication-Induced Psychotic Disorder	物质/药物所致的精神病性障碍
Substance-Induced Sleep Disorder	物质/药物所致的睡眠障碍
Trauma-and Stress-Related Disorders	创伤及应激相关障碍
Trichotillmoania (Hair-Pulling Disorder)	拔毛癖（拔毛障碍）

参考文献

[1] American Psychiatric Association: *Diagnostic and Statistical Manual of Mental Disorders, 3rd Edition*. Washington, DC: American Psychiatric Association, 1980.

[2] American Psychiatric Association: *Diagnostic and Statistical Manual of Mental Disorders, 3rd Edition*, Revised. Washington, DC: American Psychiatric Association, 1987.

[3] American Psychiatric Association: *Diagnostic and Statistical Manual of Mental Disorders, 4th Edition*. Washington, DC: American Psychiatric Association, 1994.

[4] American Psychiatric Association: *Diagnostic and Statistical Manual of Mental Disorders, 4th Edition*, Text Revision. Washington, DC: American Psychiatric Association, 2000.

[5] American Psychiatric Association: *Diagnostic and Statistical Manual of Mental Disorders, 5th Edition*. Arlington, VA: American Psychiatric Association, 2013.

[6] EndicottJ, Spitzer, RL: A diagnostic interview: the schedule for affective disorders and schizophrenia. *Arch Gen Psych* **35**(7): 837-844, 1978.

[7] Feighner JP, Robins E, Guze SB, et al: Diagnostic criteria for use in psychiatric research. *Arch Gen Psychiatry* **26**(1): 57-63, 1972.

[8] Fennig S, Craig T, Lavelle J, et al: Best-estimate versus structured interview-based diagnosisin first-admission psychosis. *Compr Psychiatry* **35**(5): 341-348, 1994a.

[9] Fennig S, Craig T, Tanenberg-Karant M, Bromet EJ: Comparison of facility and research diagnoses in first-admission psychotic patients. *Am J Psychiatry* **151**(10): 1423-1429, 1994b.

[10] Fennig S, Naisberg-Fennig S, Craig TJ, et al: Comparison of clinical and research diagnoses of substance use disorders in a first-admission psychotic sample. *Am J Addict* **5**(1): 40-48, 1996.

[11] First MB: DSM-5 Handbook of Differential Diagnosis.Washington, DC: American Psychiatric Publishing, 2014.

[12] Helzer JE, Robins LN, Croughan JL, Welner A: Renard diagnostic interview. Its reliability and procedural validity with physicians and lay interviewers. *Arch Gen Psych* **38**(4): 393-398, 1981.

[13] Kashner TM, Rush AJ, Suris A, et al: Impact of structured clinical interviews on physicians' practices in community mental health settings. *Psychiatr Serv* **54**(5): 712-718, 2003.

[14] Kranzler HR, Kadden RM, Burleson JA, et al: Validity of psychiatric diagnoses in patients with substance use disorders: is the interview more important than the interviewer? *Compr Psychiatry* **36**(4): 278-288, 1995.

[15] Kranzler HR, Kadden RM, Babor TF, et al: Validity of the SCID in substance abuse patients. *Addiction* **91**(6): 859-868, 1996.

[16] Landis JR, Koch GG: The measurement of observer agreement for categorical data. *Biometrics* **33**(1): 159-174, 1977.

[17] Lobbestael J, Leurgans M, Arntz A: Interrater reliability of the Structured Clinical Interview for DSM-Ⅳ Axis Ⅰ Disorders (SCID- Ⅰ) and Axis Ⅱ Disorders (SCID Ⅱ). *Clin Psychol Psychother* **18**(1): 75-79, 2011.

[18] Martin CS, Pollock NK, Bukstein OG, Lynch KG: Interrater reliability of the SCID alcohol and substance use disorders section among adolescents. Drug and Alcohol Depend **59**(2): 173 176, 2000.

[19] Ramirez Basco M, Bostic JQ, Davies D, et al: Methods to improve diagnostic accuracy in a community mental health setting. *Am J Psychiatry* **157**(10): 1599-1605, 2000.

[20] Shear MK, Greeno C, Kang K, et al: Diagnosis of nonpsychotic patients in community clinics. *Am J Psychiatry* **157**(4): 581-587, 2000.

[21] Shore, JH, Savin D, Orton H, et al: Diagnostic reliability of telepsychiatry in American Indian veterans. *Am J Psychiatry* **164**(1): 115-118, 2007.

[22] Skre I, Onstad S, Torgersen S, Kringlen E: High interrater reliability for the Structured Clinical Interview for DSM-Ⅲ-R Axis Ⅰ (SCID- Ⅰ). *Acta Psychiatr Scand* **84**(2): 167-173, 1991.

[23] Spitzer R, Endicott J, Robins E: Research diagnostic criteria: rationale and reliability. *Arch Gen Psychiatry* **35**: 773-782, 1978.

[24] Spitzer RL, Cohen J, Fleiss JL, Endicott J: Quantification of agreement in psychiatric diagnosis. A new approach. *Arch Gen Psych* **17**(1): 83-87, 1967.

[25] Spitzer RL, Gibbon M, Skodol AE, et al: *DSM-IV-TR Casebook: A* Learning *Companion to the Diagnostic and Statistical Manual of Mental Disorders, Fourth Edition, Text Revision*. Washington, DC: American Psychiatric Publishing, 2002.

[26] Spitzer RL, Williams JB, Gibbon M, First MB: The Structured Clinical Interview for DSM-III-R (SCID). I : History, rationale, and description. *Arch Gen Psychiatry* **49**(8): 624-629, 1992.

[27] Spitzer RL, Williams JBW, Gibbon M, First MB: *Structured Clinical Interview for DSM-III-R, Patient Edition/Nonpatient Edition (SCID-P/SCID-NP)*. Washington, DC: American Psychiatric Press, 1990a.

[28] Spitzer RL, Williams JBW, Gibbon M, First MB: *Structured Clinician Interview for DSM-III-R Axis II Disorders (SCID- II)*. Washington, DC: American Psychiatric Press, 1990b.

[29] Spitzer RL: Psychiatric diagnosis: are clinicians still necessary? *Compr Psychiatry* **24**(5): 399-411, 1983.

[30] Steiner JL, Tebes JK, Sledge WH, Waler ML: A comparison of the structured clinical interview for DSM-III-R and clinical diagnoses. *J Nerv Ment Dis* **183**(6): 365-369, 1995.

[31] Williams JB, Gibbon M, First MB, Spitzer RL, et al: The Structured Clinical Interview for DSM-III-R (SCID) II. Multisite test-retest reliability. *Arch Gen Psychiatry* **49**(8): 630-636, 1992.

[32] Zanarini MC, Frankenburg FR: Attainment and maintenance of reliability of Axis I and Axis II disorders over the course of a longitudinal study.*Compr Psychiatry* **42**(5): 369-374, 2001.

[33] Zanarini MC, Skodol AE, Bender D, et al: The Collaborative Longitudinal Personality Disorders Study: reliability of Axis I and II diagnoses. *J Pers Disord* **14**(4): 291-299, 2000.

[34] 迈克尔・B. 弗斯特. DSM-5®鉴别诊断手册[M]. 张小梅等，译. 北京：北京大学出版社, 2016.

[35] 美国精神医学学会. 精神障碍诊断与统计手册（第五版）[M]. 张道龙等，译. 北京：北京大学出版社，2015.